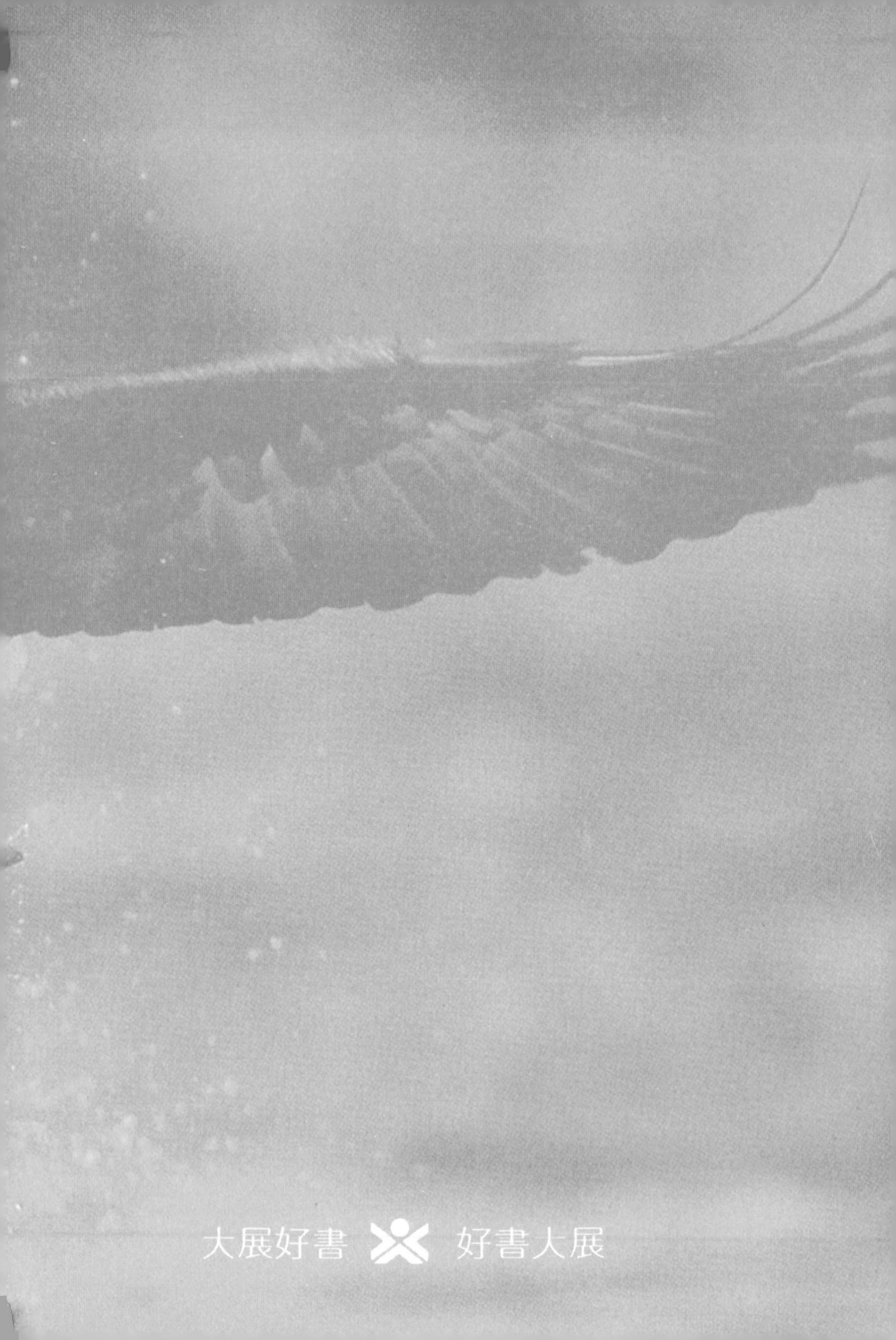
大展好書 好書大展

大展好書 好書大展

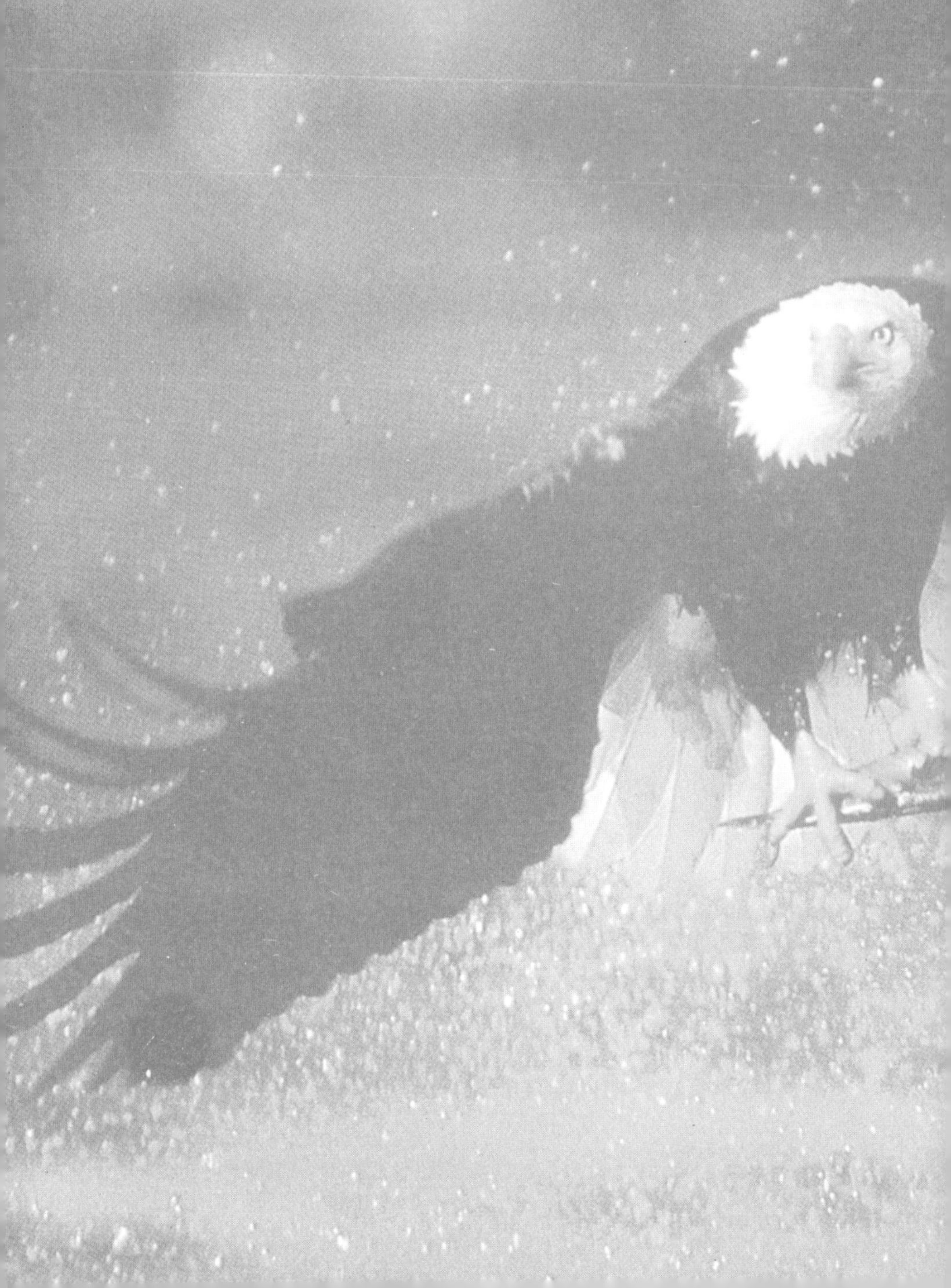

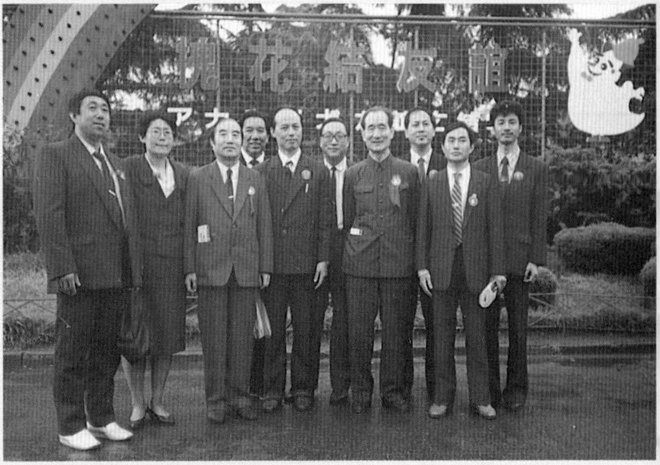

→黃醫師參加大連國際學術大會

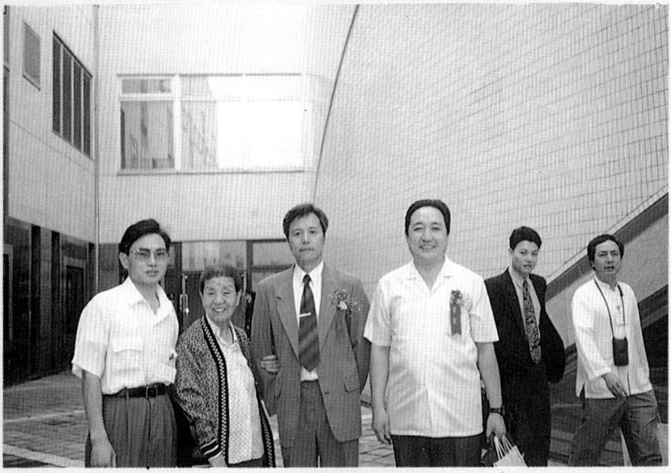

←黃醫師同全國政協委員楊純同志參加國際氣功大會

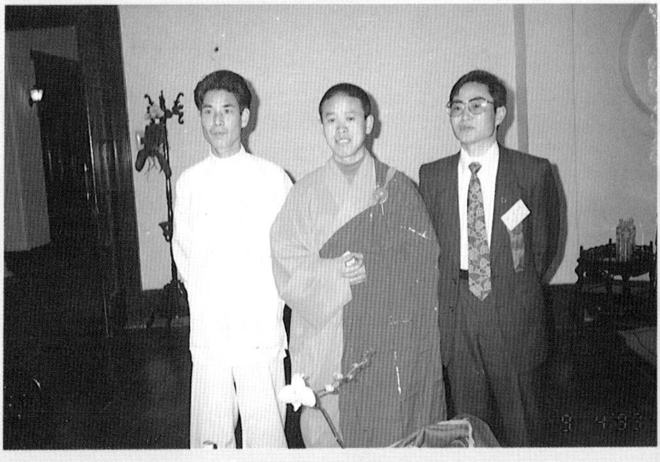

→與北京法源寺法師交談

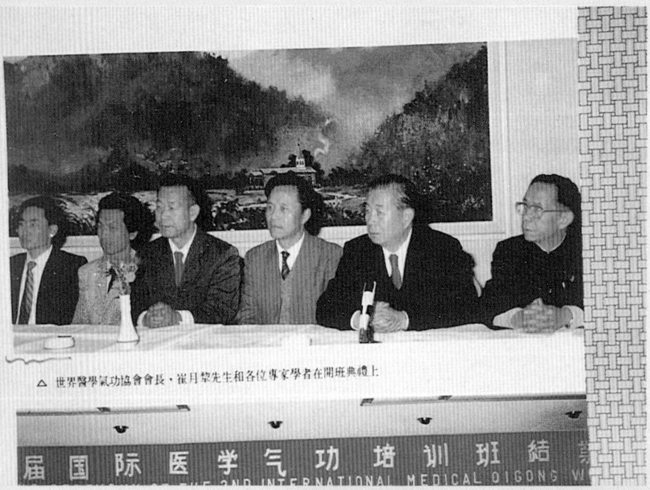

△ 世界醫學氣功協會會長，崔月犁先生和各位專家學者在開班典禮上
届国际医学气功培训班結
THE 2ND INTERNATIONAL MEDICAL QIGONG W

←黃醫師在國際氣功班上

→黃醫師同日本友人參加國際大會

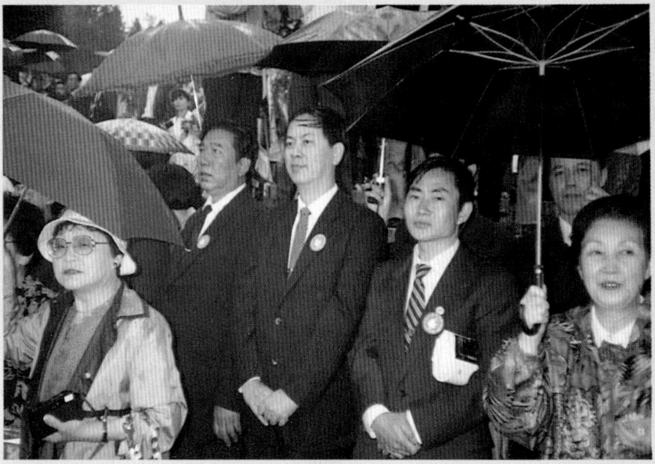

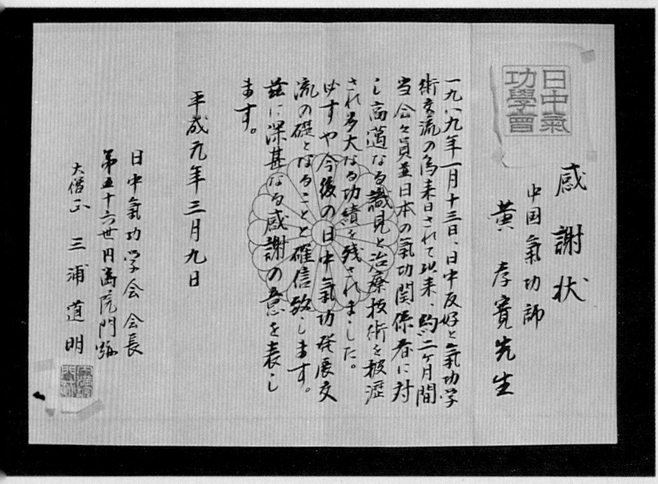
日中氣功學會

感謝状

中国氣功師

黄 孝寛先生

一九八九年一月十三日、日中友好と氣功学術交流の為来日されて以来、約二ケ月間当会々員並日本の氣功関係者に対し高邁なる識見と治療技術を披瀝され多大なる功績を残されました。必ずや今後の日中氣功発展交流の礎となること確信致します。茲に深甚なる感謝の意を表します。

平成元年三月九日

日中氣功学会 会長

第五十六世円満院門跡

大僧正 三浦道明

←黃醫師在日本進行氣功講學，獲感謝狀殊榮

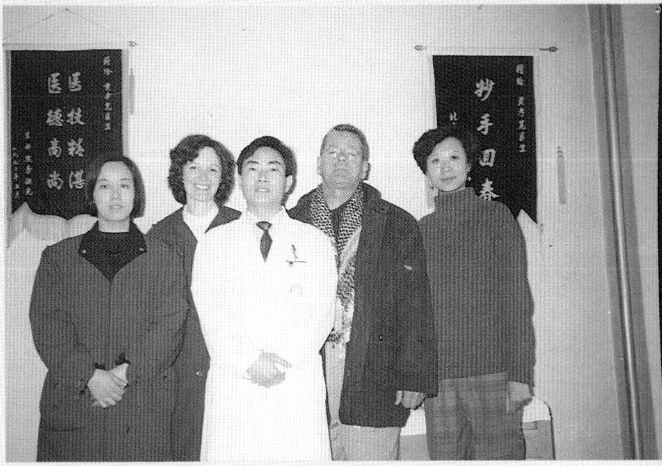

→黃醫師與國內外電視新聞專家在交流學術

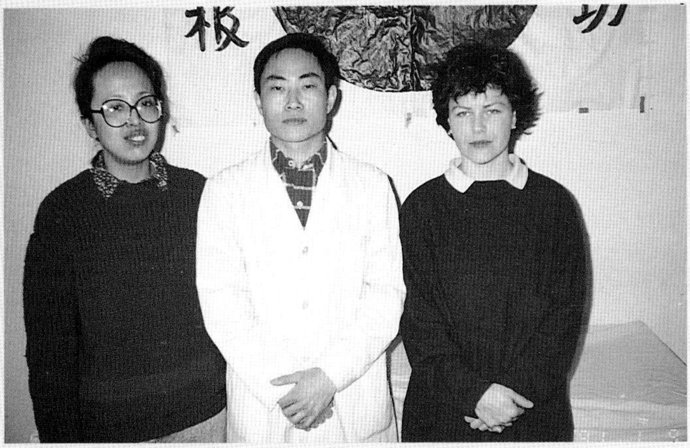

←黃醫師與瑞典學生交流氣功

↓→獲北韓授勛章及證書

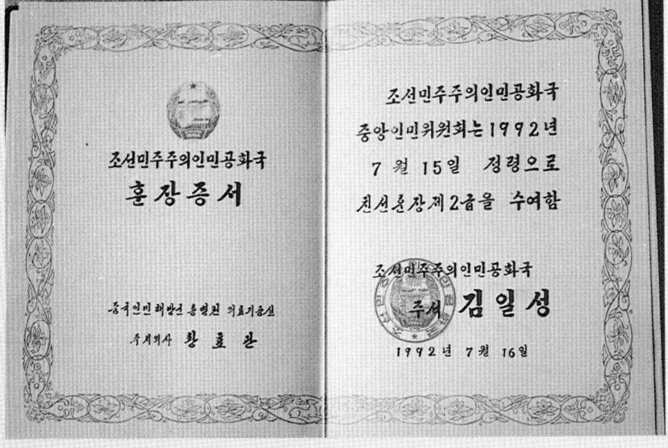

조선민주주의인민공화국
훈장증서

중국인민해방군 총병원 의료기공실
주치의사 황효관

조선민주주의인민공화국
중앙인민위원회는 1992년
7월 15일 정령으로
친선훈장제2급을 수여함

조선민주주의인민공화국
주석 김일성
1992년 7월 16일

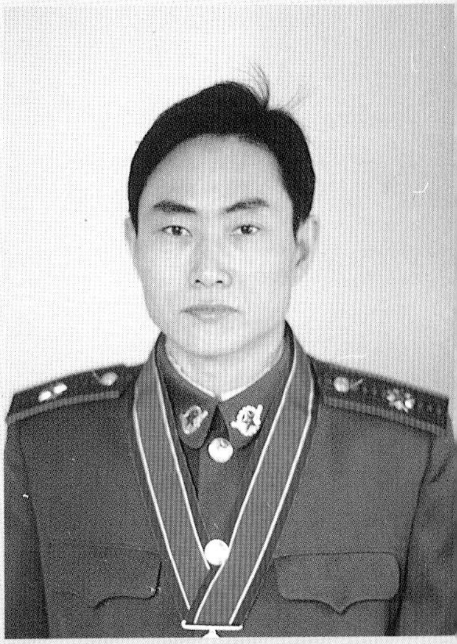

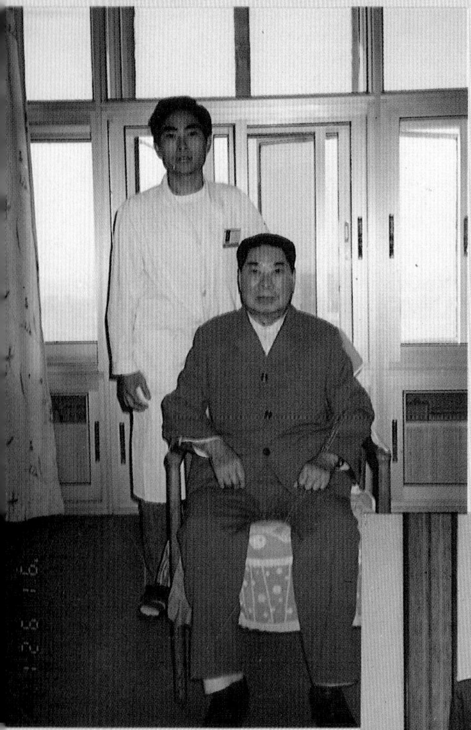

黃醫師在給原解放軍參謀長楊得志治療後留影

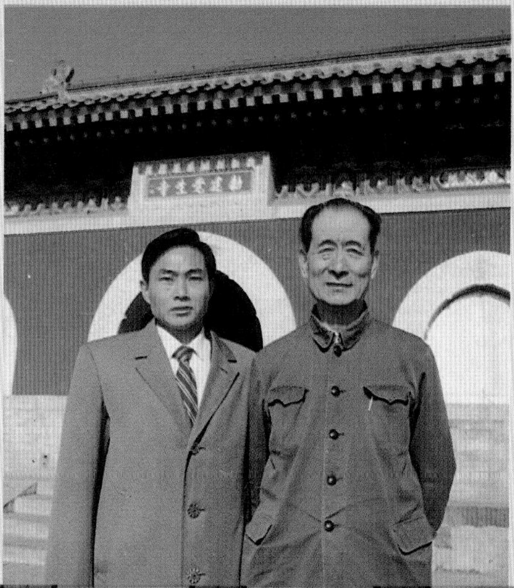

→黃醫師與中國氣功科學研究會理事長張震寰在一起

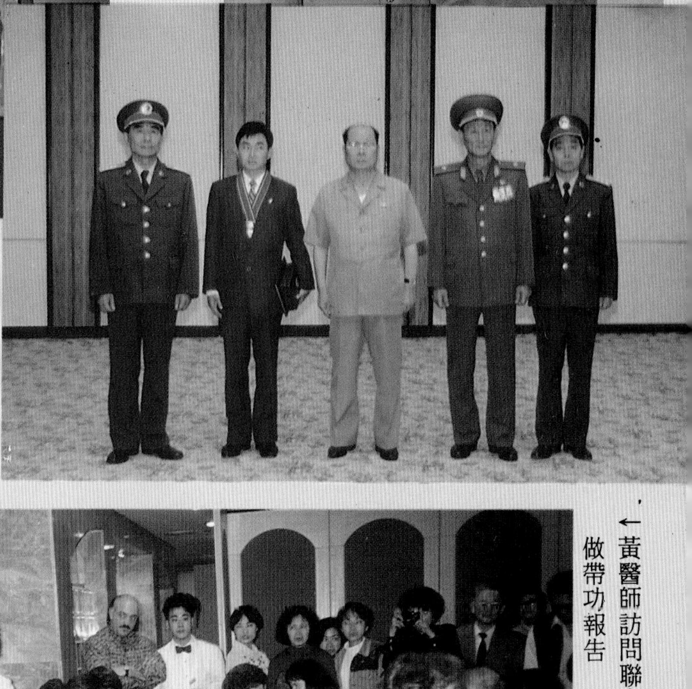

→黃醫師在北韓接受金日成親簽勛章後與有關領導人合影

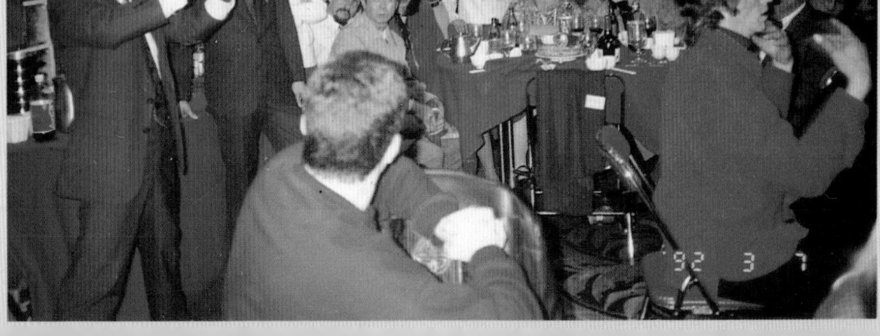

←黃醫師訪問聯合國總部時做帶功報告

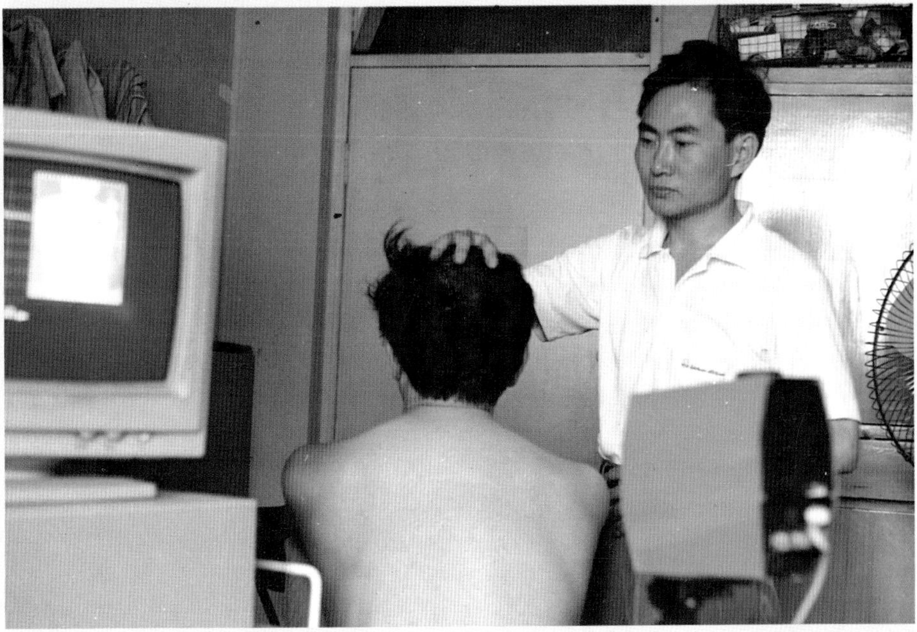

↑給被發氣者及測試現場

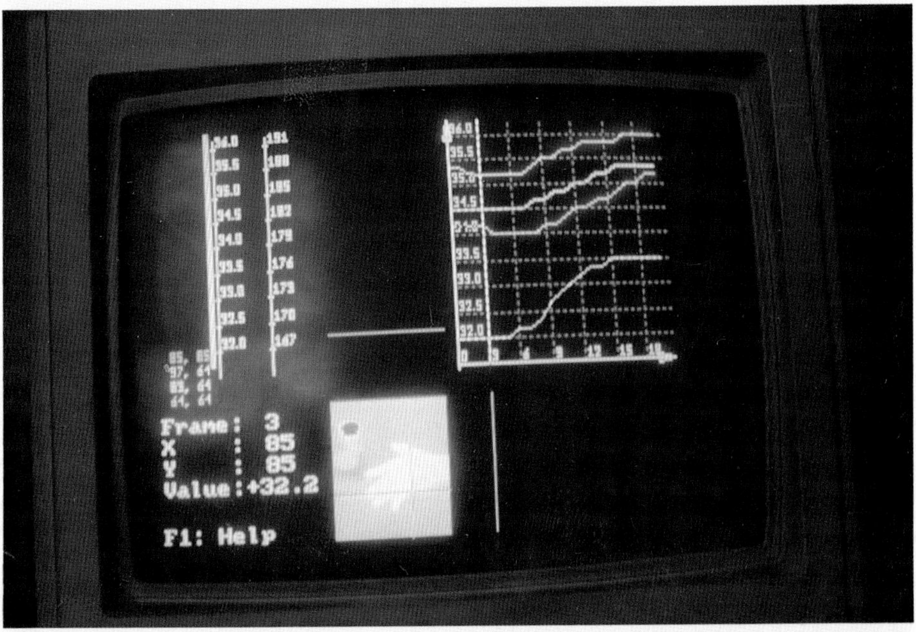

↑外氣升溫波譜圖

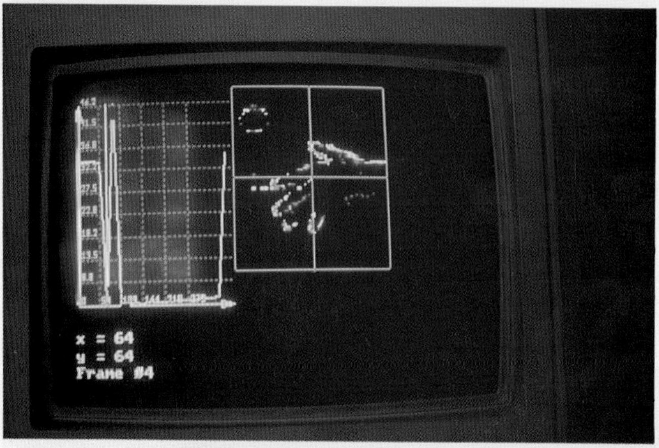

←手部外氣升溫波譜圖

→手部外氣升溫波譜圖

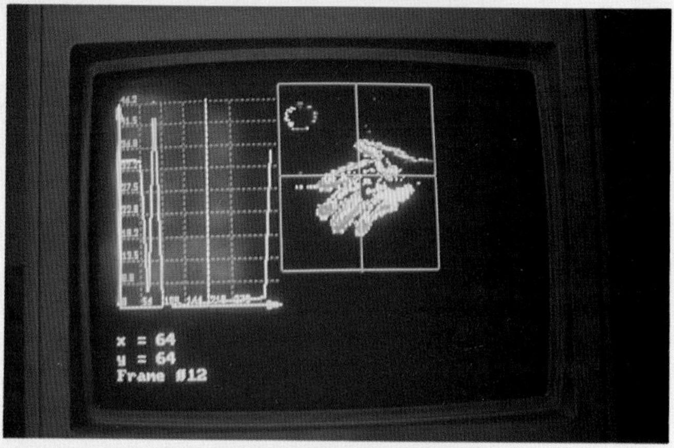

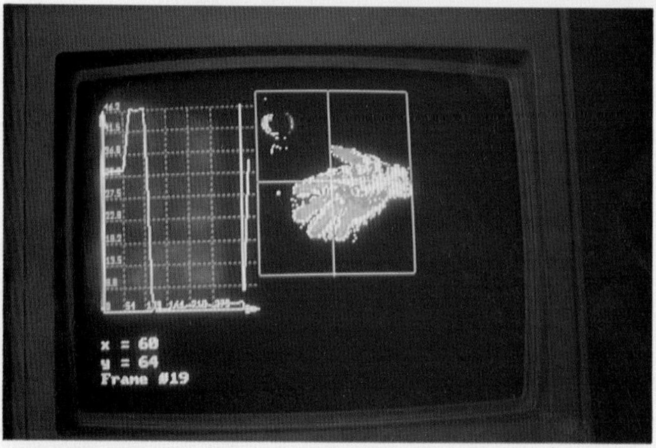

←手部外氣升溫波譜圖

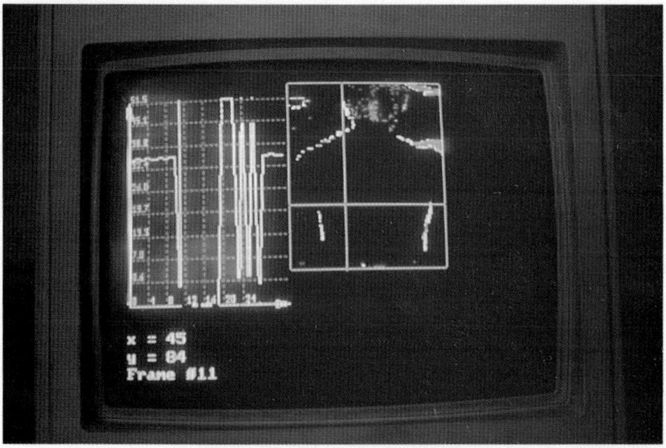

←外氣降溫波譜圖（給患者背部發氣）

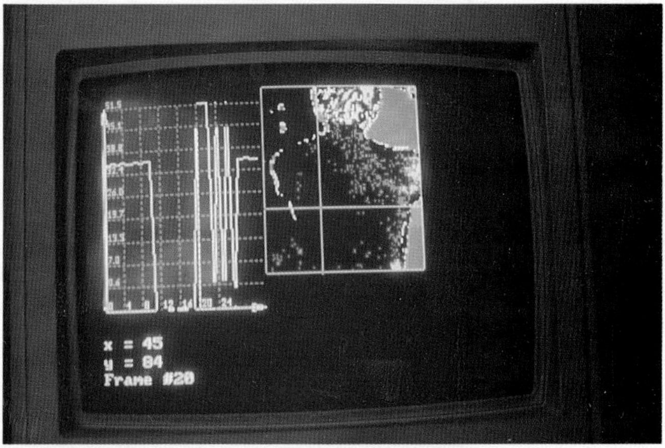

→外氣降溫波譜圖（給患者背部發氣）

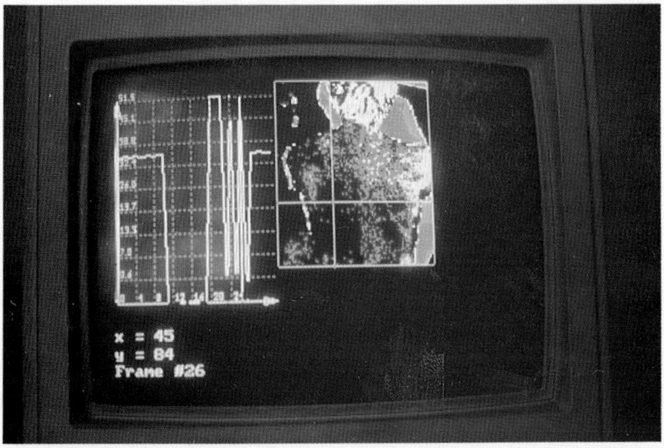

←外氣降溫波譜圖（給患者背部發氣）

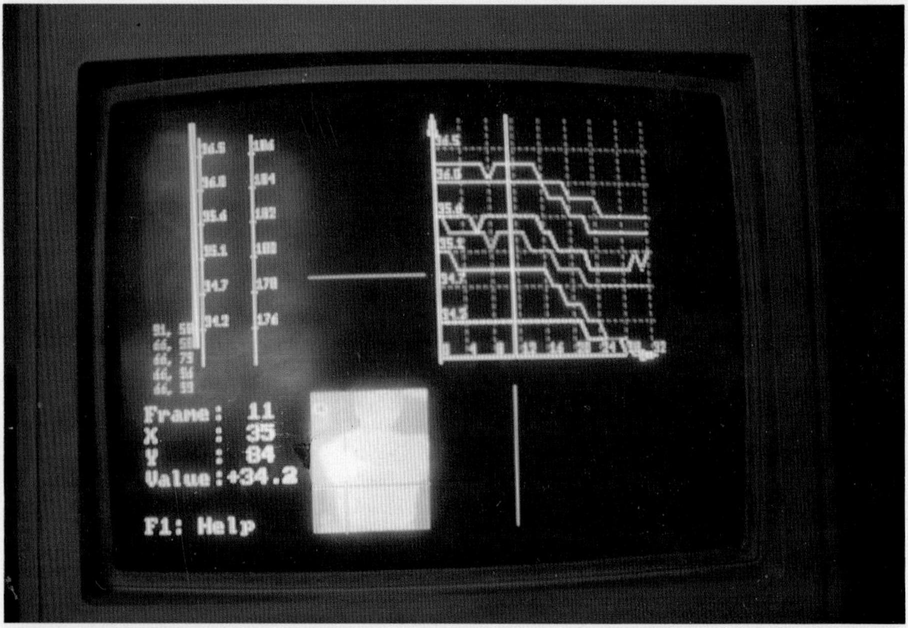
Frame: 11
X : 35
Y : 84
Value:+34.2
F1: Help

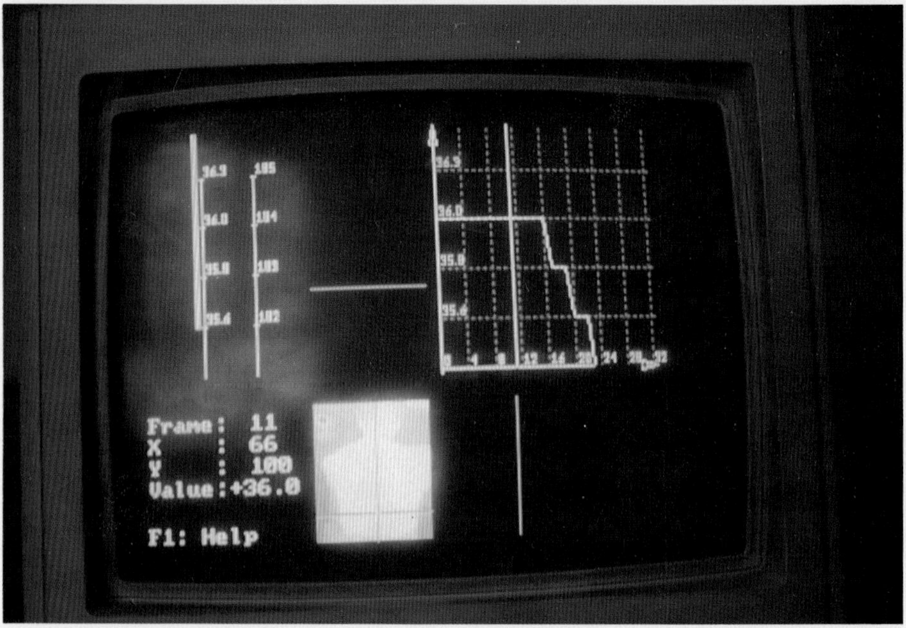
Frame: 11
X : 66
Y : 100
Value:+36.0
F1: Help

↑外氣降溫波譜圖

養生保健 13

醫療點穴氣功

黃孝寬／著

大展出版社有限公司

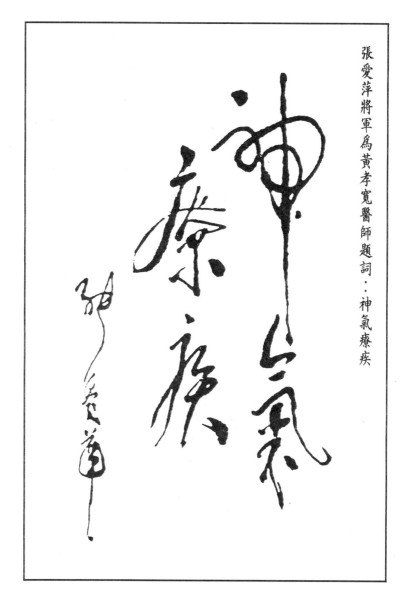

張愛萍將軍爲黃孝寬醫師題詞：神氣療疾

前言

醫療點穴氣功療法是中國醫學的重要組成部分，是我們的祖先在長期的生活實踐中探索積累，完善起來的一套防病治病、強身健體的方法。氣功點穴療法簡便易行，無需特殊的醫療設備和藥物，沒有任何不良反應。

氣功點穴療法能治療多種疾病，特別是對高血壓、冠心病、潰瘍病、糖尿病、神經衰弱、失眠、陽痿、前列腺增生、痛經、月經不調及頸椎病、肩周炎、腰腿痛、骨關節疾病等常見病有較好的療效，對一些疑難雜症如偏癱、截癱、癌症的治療也有獨到的效果。

《醫療點穴氣功》一書是黃孝寬主治醫師多年來臨床實踐的結晶，在中國醫學氣功理論指導下，通過對大量的臨床病例治療實踐，科學研究而取得的成果，內容通俗易懂，具有較強的實用性，適於氣功醫師、臨床醫務人員和廣大氣功愛好者閱讀。

本書將以醫療點穴氣功的知識篇、點穴篇、外氣篇、手法篇、輔功篇、經穴篇和臨床篇等，全面系統向大家展示和介紹這一生命科學領域的中華氣功點穴療法精粹。目的在與更好的宏揚中國傳統醫學康復，進一步推動醫療氣功的提昇，普及做出新的貢獻。

中華氣功進修學院副院長　郭五一

目錄

第二章 點穴篇

第三章　外氣篇

第四章　手法篇

第一章

知識篇

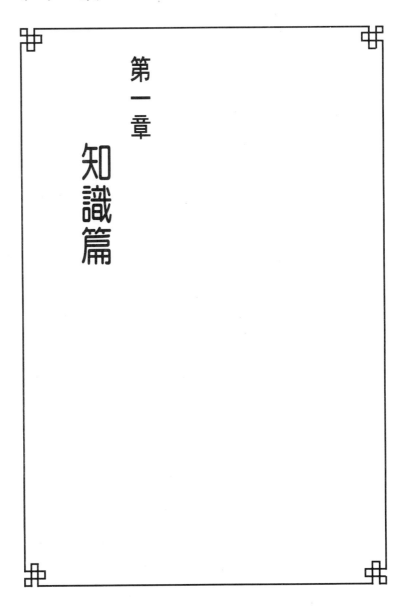

第一節　氣功療法概論及發展

氣功療法是鍛鍊人體內練「精、氣、神」，外練「筋、骨、皮」的一種功夫。簡單地概述是指練氣、意、息、力的功夫。氣功主要是鍛鍊調節人體內潛在的功能。其根本上強調要通過意識和呼吸的作用，來調動激發和增強人體內的潛在能量，按中醫的觀點認為是強化人體內的「內氣」或真氣、元氣。也是練功家所極為重視的加強人體內丹田之氣的鍛鍊。

氣功療法是我國勞動人民長期與大自然作競爭的過程中，挖掘、總結、整理和提高而逐漸完善起來的一種防病治病、保健強身、抵抗衰老和延年益壽的鍛鍊方法，是我國醫學遺產中具有民族特色的一種醫療保健方法。又是中華民族醫學寶庫中一顆瑰麗的明珠，具有悠久歷史。氣功療法以「靜」與「動」的運動方法作為醫療保健手段，其鍛鍊方法的主要特點，是強調把人的神、形、氣、力觸動地結合起來進行鍛鍊，以達到防病治病、保健強身的作用。

氣功療法的保健作用機理，古今看法不一，但有共同之處。凡練功者，必內養神外養形，使神形相濟。司馬遷在《史記》中曾論述：神是生命的根本，形是生命的體現。並提出養神修身是生命的根本保證，這也是我們氣功療法的作用機理。

早在春秋戰國初期，我國勞動人民就已運用中醫氣功養生治病。中醫經典著作黃帝《內經》中就指出：法於陰陽（指適應於氣候環境的變化），和於術數（指適當掌握幾種強身鍛鍊的方法），飲食有節（指講究飲食科學），起居有常（指有規律的生涯），不妄作勞（指勞逸適度及節制性生活），以怡愉為務（指胸懷寬廣、情緒樂觀），治未病（指要注意預防疾病）。若按此養生原則進行鍛鍊，將有益於保健強身。古人提出的「導引」、「按蹻」、「呼吸精氣」、「獨立守神」等都是指氣功養生鍛鍊的方法。

我國歷代著名醫學養生氣功家如扁鵲、華佗、張仲景、葛洪、巢元方、孫思邈、李時珍等十分重視氣功，他們本身就是練功大師，對醫學養生氣功的發展做出了貢獻。促進了現代的氣功事業不斷發展。一九七三年在湖南長沙馬王堆三號墓出土的西漢早期的導引圖，繪有人體各種運動姿勢，有閉目靜坐的，有雙手抱頭的，有收腹下蹲的，有彎腰打躬的，有站立仰天的，有屈膝下按的，形象栩栩如生。這些練功圖對於現代研究氣功的源流和發展，具有重要的史料價值。

中國歷代醫學養生氣功理論與實踐專著有：

①漢代時期有，《淮南子•精神訓》、《金匱要略》、《後漢書•華佗傳》、《後漢書•王真傳》都有醫學養生氣功練功方法的記載。

②兩晉南北朝時期，有《抱朴子•至理篇》、《抱朴子•雜應篇》、《抱朴子•養生論》，陶弘景著的《養性延命錄》等記載許多氣功理論和方法。

③隋唐時期：有巢元方著的《諸病源候論》、孫思邈著的《千金方》、王壽著的《外名秘要》、司馬承禎著的《天隱字養生書》、呂洞賓著的《百字碑》等書都評述了導引、吐納的氣功養生方法。

④宋金元時期：有沈括的《蘇沈艮方》、張紫陽的《悟真篇》、陸游的《病後作》、張君房的《六笈七簽》、陳直的《養老奉親書》等書提出了氣功養生的經驗。

⑤明清時期：醫學氣功養生有進一步的發展。明代李時珍《奇經八脈考》中，專門論述氣功與經絡的關係。李梴著的《醫學入門保養說》等書都介紹了練氣功時的要訣。明代的氣功養生家張三豐等，清代氣功養生家柳華陽，也曾著書闡述氣功的原理和練功方法的專著。

新中國成立後，在政府的關懷下，氣功事業得到了較大的發展。一九五五年在唐山建立第一個氣功專業單位——唐山市氣功療養所（現北代河氣功康復醫院）。進行了氣功療法的臨床實踐，治療一些慢性疾病。此後，一些省市成立了類似療養機構。一九五七年七月，上海也成立了氣功療養所，並舉辦氣功講習班。一九六〇年解放軍總醫院就開設了練氣功活動。七〇年代後開展了醫療氣功臨床治療活動。

一九七八年以來，氣功事業得到了空前的發展和普及。國務院、民政部、衛生部、國家體委等批准成立有世界醫學氣功學會、中國醫學氣功學會、中國氣功科學研究會、中國體委氣功學會等，各省市、縣、鄉等成立類似的民辦機構，還有氣功研究所、氣功學院相繼成立。不少大學還專門設立了氣功專業，研究氣功，各地醫院（醫療部門）開設了氣功科及門診，為患者治病的各種氣功學習班，練氣功的人越來越多，有不少單位集體組織講座訓練班，有些全家老少都練氣功，強身健體。

據有關部門介紹，目前全國有二〇～三〇％練氣功。已有不少外國朋友還專程來中國學氣功，一九八八年以來，國家衛生部世界醫學氣功學會在北京舉辦了多期醫學氣功訓練班，本書作者也應邀講課。同時也應邀到美國、日本、韓國、加拿大等國，多次進行氣功講學活動。也是中國氣功界首次應邀到聯合國總部講學的氣功教授。他的學生遍布世界幾十個國家和地區。他的醫療氣功活動實踐，及醫療氣功康復專著，已翻譯成日、法、英、德、俄、韓和阿拉伯語等介紹。

氣功療法是一顆古老而又璀璨的明珠，它越來越受到衆多人的喜愛，已引起世界人民的注目，隨著氣功事業的不斷發展，它必將造福於全人類，為人類健康服務。

第二節　氣功療法分類及作用

我國氣功門派林立，衆家各異，氣功分類方法故也繁多，主要根據氣功的源流，練功的方法，練功的形式，練功的內容，練功的目的及各自特點等劃分。

㈠以氣功源流分類及特點

1.醫家功　它與中醫理論緊密相關，對人體內之經絡、臟腑、氣化反應觀察較為細膩。其作用特點是在於延年益壽、強身祛病。探索人體生命奧秘，是中醫學的基礎與精華。周天功中的經脈通周即屬此類。

2.道家功　與中醫理論相關，主張「修心煉性」。其作用特點在於「保性全真，長生久視」，還提倡「還丹內斂」，以探求人體生命奧秘及與大自然的緊密相連。周天功中的丹道周天即屬此類。

3.儒家功　著重於心性的陶冶、鍛鍊。其作用特點是在於提倡以「存心養性」為主，並在日常生活中砥礪意志，正心誠意，養浩然之氣，以求「豁然貫通」。

4.佛家功　著重於虛無為宗旨，主張明心見性。其作用特點在於「斷惑證真」、「妙契佛性」。在深討生命奧秘方面不如醫、道兩家透徹。「六妙明門，止觀」等均屬此類。

㈡以氣功的性質分類及特點

1.性功　性——指心性、神意運動，壇經中有「心為地，性為王，王居心地上」之說。古代養生家認為：性功指修練神、魂、志、靈、靜、定。性功的作用特點是強調從練神入手，集中意志的鍛鍊。首先從練上丹田開始或不過分強調意守，順其自然。此法多用於健腦、醒目、放鬆及消除疲勞。

2.命功　命指腎精以及身軀有形之物。古代養生家認為：命功指修煉氣、血、精、筋、骨、皮等。命功的作用特點強調從練精入手，開始多守下丹田（如周天功或內丹功），歷經聚津生精，練精化氣，練氣化神等過程。此法有強健身體之效。

3.性命雙修功　指練功時的高級階段。有先修命功，後修性功，以完成性命雙修者。用現代科學觀點分析，性與命是人體生命活動的兩個互相聯繫、相互依存的方面，二者不能截然分開，只是各家練功方法有所不同。其作用特點是強調意與氣同用，意帶形動，氣隨意行，意、氣、形統一，即「性命雙修」，以達到治病健身，開發智慧之目的。

(三) 以練功形體分類及特點

按練功體態分臥、坐、站、行四種基本傳統練功方法。

1.臥功　練功時呈臥式，有仰臥、側臥之分。此法的作用特點是啟動體內真氣，功法和緩，適於年老、體弱或行動不便者。氣機發動後，可使周身如通暖流，全身輕鬆，消除疾病及疲勞。臥功只作為睡前、醒後的基礎練功方法。

2.坐功　練功時呈坐式，有垂腿坐（坐在椅、凳上）、盤膝坐（盤膝坐又分自然盤膝

——散盤、單盤——足抵會陰部，一足置於另一大腿根部、雙盤——雙足分別壓於兩腿上，俗稱「五心朝天坐」）和跪坐（兩腿跪下，臀部坐在兩腿與足上，還可將臀部坐下後仰）幾種練功方法。此法是練周天搬運法的重要步驟之一，其作用特點是在於發動人體內真氣而不外放，打通經絡乃至觀察內景（指人體內的經絡、臟腑的氣化現象）。它不僅是祛病延年的重要方法，而且是探索氣功奧妙的重要實踐內容。

3.站功 練功時呈站式，又稱為站樁。站樁方法較多，歷代各家方法不同，歸結起來為：少林馬步（其中分大馬步、中馬步、小馬步。大馬步練法為：兩腿足分開距離約兩肩寬，上體正直，腰直，膝部不過足趾尖。中馬步練法為：兩腿足分開距離約一肩半寬，其它要求同大馬步練法。小馬步練法為：兩腿足部分開距離約同肩寬，其它要求同大馬步練法）、自由式站樁、三圓式站樁、意拳站樁、梅花樁等。

總之，站樁功，是歷代氣功、武術家非常重視的重要方法。站功的作用特點是對增力、壯體、發動真氣、提高身體健康素質，效果明顯，宜於各類人員練功時選用。

4.行功 指採用步行的方法練功，此法繫武術中的某些步法脫胎演繹而來，如太極、八卦、少林及五禽戲的熊形步等。行功的作用特點是動作簡短、易學、易練，有和暢氣血、疏通經絡的作用，常用於慢性病人的鍛鍊。

(四) 以練功性質分類及特點

1. **靜功**　指練功時身體不動或內氣發動後引起人體內觸動的現象，如練習站、坐、臥功等。其主要作用特點是以靜功方法，達到啟動人體內氣的目的。

2. **動功**　指練功時採用各種動作，遵循「內練一口氣，外練筋骨皮」的練功宗旨。其作用特點以達到壯骨強筋，神氣合一的目的。此法可用於強身健體，或用於武術中的技擊鍛鍊，如太極拳、八卦拳等。

3. **動靜兼練**　指練功時採用動功與靜功相結合的鍛鍊方法。如外丹功、內丹功、少林易筋經、鶴翔樁，形神樁等。其作用特點是鍛鍊筋骨皮，修煉內氣，達到神、氣、形統一的目的。

(五) 以練功作用分類及特點

1. **武術氣功**　此係武術、技擊中的功夫，如：掌臂開石、力托千斤、腹頂鋼叉等各種特殊功夫。一般人慎練此功。其作用特點是以柔克剛，剛中有柔。

2. **醫療氣功**　此係養生、防治疾病的鍛鍊方法，有內氣功與外氣功之分。內氣功是以增強人體健康，起自身的養生作用，強調自我鍛鍊的方法。外氣功有治病強身作用，強調用氣功外氣（或信息能量）與氣功點穴結合起來為患者治病的方法。

㈥ 以現代科學觀點分類及特點

1. **自我保健功** 指自我鍛鍊的氣功保健方法。氣功是防病治病，維持人體生命活動的一種好方法。氣功的「氣」具有非常豐富的內涵。一般指真元之氣、元氣、正氣、精氣等。這種「氣」是人體生命活動的一種「動力」。自我保健功是一種整體性修煉方法，是主動性的自動調整過程。其作用特點是對人體起著「自我修復」、「自我調整」、「自我控制」的作用。因此，它起著防治疾病、保健強身、延緩衰老、延年益壽的有益作用。內丹功、外丹功、行功等屬此類。

2. **強身氣功** 指以強壯身體為主的功法，如少林樁功、外丹功、內丹功、點穴功等。此功的作用特點是滋補真氣，使臟腑、經絡、皮肉、筋骨的真氣充沛、渲暢通達，從而增強人體抵抗能力。這是氣功醫師必須掌握的練功方法。

3. **智力開發功** 指使人體智力不斷開發，提高人體智力水平的練功方法，如內丹功、周天功等。其練功作用特點是提高和激發人體異於常人的智能（或特異功能），氣功醫師可運氣發功點通百會（或囟門穴），以增強腦部的功能。作者曾用氣功外氣點穴方法，治療智力差及腦功能發育不全的患者二〇〇多例，總有效率達八〇%以上。智力、記憶力與語言功能，步態功能等都有提高。如患兒丁××，女，十歲。腦功能發育差，主症：治療前，記憶力差，行走步態不穩，語言不清。通過作者行氣功點穴及氣功導引治療兩周，上術主要症狀改善。半年隨訪結果，丁××的學習成績在班內名列前茅。

第三節　氣功點穴療法及應用

氣功點穴療法，是中國醫學遺產的一部分，是傳統醫學常用的治病方法之一。醫者必須通過氣功鍛鍊，並有一定的氣功功力，在中國醫學理論指導下，根據不同病情，操作者以運丹田氣於手掌及指，再作用於患者體表適當的穴位，或特定的經穴或部位施用點壓、振顫、叩擊、拍打、捏拿、按揉、推摩、旋滾等常用手法的刺激，通過經絡的作用，使體內的氣血暢通，促使已經發生障礙的組織功能得到康復，從而形成治療疾病的一種方法。

因為這種方法治療，主要是在人體的體表或經穴處運氣後，醫者用手指或手掌對患者進行氣功點穴等適宜手法，故稱「氣功點穴療法」。由於該種方法操作簡便，氣功醫師以指代針，療效顯著。沒有副作用，故深受廣大患者歡迎。

氣功點穴是我國古代流傳，為氣功、武術練法之一。有數千年的悠久歷史。武功高手，常以點穴術制服對手。氣功點穴又有點穴、拿穴、打穴、踢穴之分，故此稱為氣功點穴術。

氣功點穴術在我國武術傳統中作為一種進攻防護手段，而我們從事研究和探討則是用它治療某些疾病，以用於醫療健康。我們根據氣功點穴的原理，將氣功點穴療法較廣泛地用於臨床治療疾病，其方法簡便，療效甚好，深受患者和群衆的好評。近年來解放軍總醫院開展醫療氣功點穴療法，來自軍內外，海內外有各界人士，有國內外政府官員，也有國內外的普通患者。紛紛專程來找黃孝寬醫師求醫治療。

經過臨床實踐，對氣功點穴療法的適應症及治療效果等。都有進一步總結和提高。目前，我們臨床應用氣功點穴治療各種疾病數萬人次，其中效果甚好。經臨床驗證，對癱瘓病人，頸椎病、肩周炎、腰椎間盤突出症及四肢骨關節疾病、胃腸官能症、失眠、神經衰弱、糖尿病、前列腺肥大、男性病以及癌症病人的頭痛效應等。

例如：①氣功點穴治療偏截癱六十八例，總有效率為八九%；顯效率為六二%；②氣功點穴治療青少年近視六一例，總有效率為一〇〇%；顯效率為七一%；③氣功點穴治療神經衰弱六十例，總有效率為九〇%；顯效率為七九%；④氣功點穴治療婦科有關疾病七二例，總有效率為一〇〇%；顯效率為七一%；⑤氣功點穴治療疼痛症四十例，總有效率為九五%；顯效率為八一%；⑥氣功點穴治療腰腿痛一〇六例，總有效率為九〇%；顯效率為六七%；⑦氣功點穴治療頸肩部軟組織損傷四八例，總有效率為九六%；顯效率為七七%；⑧氣功點穴治療軟組織損傷二一二例，總有效率為一〇〇%，顯效率八八%。

為進一步，發揚中國傳統醫學這一寶貴遺產，今後將繼續抓緊整理，總結氣功點穴療法的經驗及有關資料，為更好地解除患者疾病，為人民的醫療保健事業做出貢獻。

第四節　氣功點穴療法的特點

氣功點穴療法是一種運用各種不同手法作用於體表某經絡、關節、神經、血管等部位進行運氣放熱能的點穴療法。以此調節機體的神經或體液，調節陰陽平衡，達到防治疾病的目的。氣功點穴療法具有如下特點：

1. **適應症多**。氣功點穴適用臨床各科的許多疾病，尤其對一些慢性功能性疾病或恢復期治療康復的病人更加適用。有些長期癱瘓病人，施用氣功點穴治療可收到顯著療效。

2. **易學易懂**。凡學習氣功點穴者，只要勤於實踐，一般三—五個月即可進行操作治療。

3. **安全有效**。氣功點穴是比較安全而且又比較舒適的一種內外兼治療法，無副作用。只要掌握手到氣到，以及手法的壓力和強度適宜。氣功點穴時既無痛苦，又安全有效。

4. **經濟簡便**。只用一身功，一雙手即可防治疾病。只需辨證明確，對症選穴，穴位手法適宜，氣功醫師手法熟練掌握，不需要特殊設備，隨時隨地都可以進行治療，是一種經濟簡便而又奇效的治療方法。所以，很受健身者與患者的歡迎和接受。

5.防病保健。只要學會運用某些手法，能自我與別人互相操作，持之以恆，既能防治疾病，又能強健身體。

此外，我們在臨床治療時發現，對某些久病體弱（年老體弱）的患者，通過氣功點穴治療後，飲食增加，睡眠改善。更可觀的是有些患者的面部顏色變紅潤，說話聲音洪亮，步履較前穩健，情緒舒暢。這說明用氣功點穴治療具有增強機體抗病能力，抗衰老能力，促進人體正常代謝，具有更好地促使身體健康長壽的作用。

第五節　氣功點穴療法治病機理

一、氣功點穴療法是根據中國傳統醫學的觀點，結合現代醫學理論，進行有機結合和辨證施治的方法。根據黃帝內經《靈樞·本藏》中說：「人之血氣精神者，所以奉生而周於性命者也，經脈者，所以行血氣而營陰陽，濡筋骨利關節者也」，它闡述了人體的氣、血、精、神是奉養生命，維持活動功能的根本物質，而經絡的作用則是通行氣血，營運陰陽，以濡潤筋骨而滑利關節。故此進一步斷論，氣功點穴療法在治療上所用的經穴與人體內代謝有密切的關係，同時在治療學上有著重要意義。

據《靈樞經別》說：「十二經脈者，此五臟六腑之所以應天道」，它的意思是說明十二經脈能把人體內的臟腑功能活動與外界周圍環境的變化是相適應的，因此，經絡在正常生理情況下，是運行營衛氣血的通路，它內聯五臟六腑，外絡肢節，網絡周身，使人身成為一個完整的統一體，在病理上也是表裡關係，表證傳裡，裡證達表，相互傳遞的通路，相互影響，相互作用，構成統一關係。人體如果表裡不相適應，陰陽不平衡，臟腑經絡功能失調，就會出現某些疾病。

氣功點穴療法就是針對人體產生疾病因素，選擇適當的經穴恰當地運用氣功點穴，按照點壓、振顫、叩擊、拍打、捏拿、按揉、推摩、旋滾等不同手法。使運氣點穴作用於經絡和內臟相似的路線，滲透到患者體內，以激發經氣，有氣至病除的治療效應，從而達到調整體內陰陽臟腑功能和營衛氣血的平衡。故氣功點穴療法有疏通經絡，行氣活血的作用。

如前所述，經絡是運行營衛氣血的道路，如人體發生疾病時，陰陽失調，造成經絡氣血隨之紊亂，而營衛氣血的運行被阻，則可發生痿痹等病。據歷史資料《點穴術・點穴與血篇》中所簡述，「若能開其門戶，使氣血復其流行，則經脈既舒，其病自除，治法當從其穴之前導之，或在對位之穴啟之，使所閉之穴感受震激，漸漸開放，則所阻滯之氣血，亦得緩慢通過其穴，以復其流行矣」。這說明採用適當的方法和穴位進行氣功點穴，方可起到流通經絡、行氣活血、營衛調和的作用，故此能治療疾病。

二、把握陰陽，扶正祛邪，在正常情況下，人體內各種組織臟器的功能活動，都保持著有機的協調，即陰陽處於相對平衡協調的狀態。對於這種協調關係，如果因某種因素受到損害時，陰陽就會失去相對的平衡，然後就會發生某些不同疾病。

在臨床上小兒外感發燒，多因氣候失宜，正氣虛憊，衛陽不固，風熱外邪，乘虛侵入所致，即所謂邪之所湊，其氣必虛。此時，應選用適當的氣功點穴手法，以增補人體正氣，驅祛邪氣，故能達到治病健身的作用。

三、用現代醫學科學的觀點看，氣功點穴療法的治病作用機理，可能主要是調節腦神經系統的功能，反射性地改善病變部位的血液循環和新陳代謝，促進病變部位組織細胞的恢復和再生能力，從而達到疾病的痊癒的目的。

綜上所述，氣功點穴療法，對人體的作用是很多方面的，它既有疏通經絡、行氣活血的作用，又有平衡陰陽，扶正袪邪，抵抗衰老，延年益壽。

第六節　氣功點穴療法適應症和禁忌症

一、適應症

㈠常見病　1.外科疾病：有肩關節疾病、肘關節疾病、腕關節、指關節疾病、頸椎病、落枕、腰部疾病、腰肌損傷、腰椎間盤突出、坐骨神經痛、臀部軟組織損傷、骶髂關節損傷等。2.內科疾病：頭痛、腹痛、神經衰弱、神經嘔吐、呃逆、腦積水、癔病、小兒消化不良、小兒遺尿、陽痿、遺精、前列腺增生、近視眼、痛經、急性胃腸炎、中暑、昏厥等。

㈡**疑難病症**　有腦偏癱、截癱、腦炎後遺症、多發性神經炎、面神經麻痺、腦挫傷及坐骨神經損傷等。

㈢**其他**　腦瘤、胃腸癌、肺纖維化、氣功糾編等。

二、禁忌症

㈠急性病，包括急腹症、炎症急性期、熱性病及傳染病等。

㈡嚴重的高血壓、心臟病、癌症晚期。

㈢容易引起出血之疾病，如血友病、血小板減少性紫癜、過敏性紫癜。

㈣嚴重的皮膚病。

第七節　氣功點穴療法的注意事項

一、臨床運用氣功點穴療法時，必須採用現代醫學知識與中醫基礎理論，進行辨證施治。也就是要根據患者臨床症狀，運用四診，將診察所得到的各種病情、體徵，加以綜合分析、歸納，確定病變的所在部位及病情的變化，要做到：①看病情認真，②問清病史，③細心摸診，健側與患側對照不疏忽，治療部位要定準。總之，要明確診斷，確定治則，擬定治療方案。真正做到取穴有據，施術有方，方能達到發揮氣功點穴療病的預期效果。

二、辨證施治中，應選擇好相應的手法與穴位，手法的輕重緩急要適宜，才能取得較好的治療效果。

三、在進行氣功點穴後，患者往往感到施術部位有熱、酸、麻、脹、抽動以及皮膚紅潤。重則皮下瘀血或全身出汗、發熱等不良反應，對此不需要處理，可很快自行恢復，皮下瘀血一般一週內會慢慢消失。如治療中反應較重者，可出現頭暈、噁心、面色蒼白或出現昏厥現象。對此應及時處理，一般按壓鼻隔，快手法掐手指足趾的甲根，即可迅速恢復。

四、施術前，醫者應先將指甲剪短，以防止指甲刺破患者皮膚，其次在施用手法時必須由輕至重，由緩到急，循序漸進。總之，要以輕手法予以緩解，特別是對久病體虛或過饑、過飽，對不同疾病應採用不同手法進行。如婦女經期、妊娠期等都應注意禁止用氣功點穴療法，如患者極度疲勞、醉酒時可暫不予以氣功點穴療法。對畸形患者治療中不宜過急，以免使矯形手法過重引起骨折。

五、醫者要牢固樹立為傷病員服務的思想。在運用氣功點穴治療疾病時，對病人要做細致的思想工作，消除顧慮，幫助患者樹立戰勝疾病的信心。

六、對症處理。①若重刺激上背部時，患者有時可出現暫時性呼吸停止。處理方法：可採取運氣拍打患者的頸、肩、背部，運氣點按腰眼，抓拿腹斜肌等即可緩解。②重刺激肩胛時，患者易出現肢體癱軟無力。處理方法：運氣拍打肩、肘、腕部。③重刺激臀部外側時，患者易出現肢體癱軟無力。處理方法：可運氣拍打腰腿、臀、膕窩等處，一般很快恢復。

七、消除顧慮及影響。在治療上，一般患者經氣功點穴之後，都可以增加食慾，睡眠好，體重增加，全身輕鬆舒適，症狀減輕，但也有些患者感到症狀有時加重，一般二～三天後加重症狀即可消失，病情也就隨之好轉。因此，必須告訴患者，以免產生不必要的思想影響和顧慮。

第八節　氣功點穴療法與子午流注

一般病症均以每日治療一次。一個療程為六～十八次；對於發病時間短，病情較輕的病症為六～二四次；慢性病患為一～三個月為一療程；截癱患者以三～六個月為一療程。根據病情可以暫停氣功點穴治療，要訓練患者自己進行氣功鍛鍊，加強鞏固療效。

子午流注與中醫的經脈有著密切聯繫，它將對氣功點穴治療起著重要作用。如心臟病患者氣功點穴治療的最佳時間為午時（十一點至十三點）因此時氣血已循行於心臟。為提高氣功點穴與子午流注的內在聯繫，按子午流注與氣脈和經絡，時間和方向的關係，介紹如下：

子時　氣脈流行膽經　夜間十一時～一時
丑時　氣脈流行肝經　夜間一時～三時
寅時　氣脈流行肺經　晨間三時～五時
卯時　氣脈流行大腸經　早上五時～七時
辰時　氣脈流行胃經　上午七時～九時
巳時　氣脈流行脾經　上午九時～十一時
午時　氣脈流行心經　中午十一時～一時
未時　氣脈流行小腸經　下午一時～三時
申時　氣脈流行膀胱經　下午三時～五時
酉時　氣脈流行胃經　下午五時～七時
戌時　氣脈流行心包經　夜間七時～九時
亥時　氣脈流行三焦經　夜間九時～十一時

子午（地球經線），卯酉（地球緯線），也是每日十二時辰的四個等分的平分時間。自然界的陰陽氣候有偏於人體的氣脈是息息相關的。因此，氣功醫師在練功和治療時，必須遵循「子午流注法」而行經施功，方能獲得較好的效果。

第九節　如何學習氣功點穴療法

一、學習氣功點穴療法，首先必須樹立全心全意地為傷病員服務思想，明確學習的目的，刻苦鑽研熟記穴位，精通手法，掌握氣功點穴療法的基本功練習，掌握氣功點穴療法的基本功和輔助功法練習。掌握氣功點穴技術，要認真把技術與實踐結合起來，更好地為傷病員服務。

二、加強氣與力的鍛鍊，氣功點穴療法，首先要求操作者必須具備一定練功素養，達到氣滿力強的健壯身體。因此醫者要用手法，連續不停地在患者身體某部施行點、振、叩、拍、摩等不同手法，從整體鍛鍊上看，我們採用三種力量訓練方法：

1.增強臂力鍛鍊，使臂力充足。

2.增強腕力靈活性的鍛鍊，使腕力靈活，強性增大。

3.增強指力鍛鍊，使指力堅強而有耐力，在大腦高級中樞高度集中控制下，做到意到、氣到、力到，方能達到治療效果。

因此對初學者，必須要有敢於吃苦，樹立「內練一口氣，外練筋骨皮」的思想，要在較短時間內，掌握氣功點穴療法，必須做到下面幾點：

(1)掌握練功方法與氣功點穴手法是其治病的關鍵。對於氣功點穴練功與治療手法的技術操作要求高標準，所以要首先學習本書所述的氣功點穴練功功法與治療手法，必須照本書練功要求、方法及姿勢，反覆練習，堅持鍛鍊，認真操作，要求達到熟練的手法操作技術水平。

(2)運用氣功點穴療法，操作時要認真細緻，全神貫注，集中精力，一定做到手到眼到，正確使用操作手法，在實踐中善於總結經驗，方能不斷提高醫療服務質量。

(3)經穴的選擇與手法必須相適應，要隨時觀察病人的治療反應。必須做到輕重適宜的手法，做到取穴準確，適氣適量，才能取得應有的療效。

第二章
點穴篇

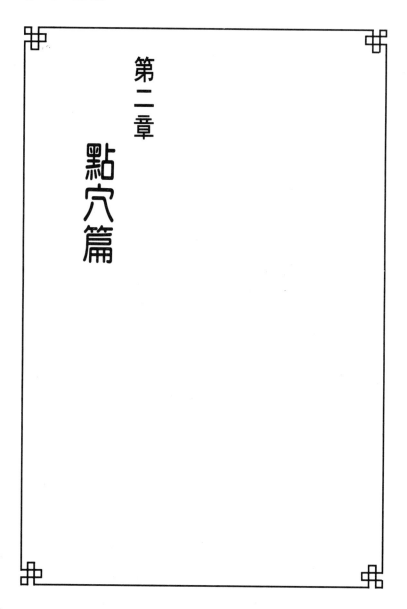

本篇主要介紹少林點穴氣功十勢，每勢有練功要領，練功作用及氣功點穴所選擇的適應症。

少林點穴治病強身功，簡稱氣功點穴功，是採用中華武術與中華氣功，或外丹功與內丹功相結合練法的實踐總結。也是作者青少年時期受師之傳秘法。根據練功要領、練功作用及適應症編組而成的。

我們在臨床實踐中體會到，氣功點穴功法動作簡單，容易掌握、收效快。運動量可大可小，可因人因病選擇全套或某節鍛鍊，都具有健身和防治慢性疾病的效果。

本法是一種動靜兼練的功法，它主要適用於氣功師點穴鍛鍊，又適應武術、氣功愛好者的自我健身鍛鍊。動作吸收了前人練功中有關內練與外練等治療和保健方法，是中華氣功點穴功法的重要總結之一。

第一節　練功方法

〔**概述及預備式**〕凡行氣功點穴療法的氣功師，操作時必須有充足的內勁，氣足則力強，力強則功力大，這種功力是視之不見，觸之如電的內勁（內氣或體內潛能等）。而且患者確感到深達筋骨或內臟，當氣運一點，再點至患者治療部位時，即感身體麻熱。故此方法必須長期堅持鍛鍊。氣功點穴療法共分十種。每種方法的預備式，要求做到雙目平視前方，心靜，口微合攏，舌輕貼上腭，沉肩墜肘，含胸拔背，呼吸均勻，全身放鬆，全神貫注，意守丹田，以培育其真氣。

〔**功理功法介紹**〕本功法共分十勢，每個勢前加練「預備式」，再按本節要領進行。每勢練完後全身可自然放鬆片刻，再繼續進行。現分別介紹如下：

第一勢　少林站樁功

〔**練功要領**〕少林站樁功姿勢要求下蹲較低平，功架展開強度較大，練功時兩腿分立，兩腳平行站立（距離為自己腳長的三倍），兩膝彎曲下蹲，兩大腿微平，兩腳尖內扣，十趾抓地，重心落在兩腿正中，膝部外展與腳尖垂直，襠部撐圓，頭正頸直，含胸腰直，沉肩收胯，兩臂屈肘，環抱於胸前，兩手呈八字掌，手心朝下，中指尖相對，四指微鬆開，兩手臂與肩平齊，兩眼微視兩中指間。

收功時將兩掌合攏於丹田片刻後，兩手自然放於體側（見圖1—1）。站樁時間，每次不少於三至五分鐘，間隔時間與總練功時間不少於三十分鐘。然後保持原站樁勢，再以雙手掌及臂做內合外推，運丹田氣，上下揉按動作；內合時為呼氣，外推時為吸氣；重複操作三分鐘（見圖1—2）。

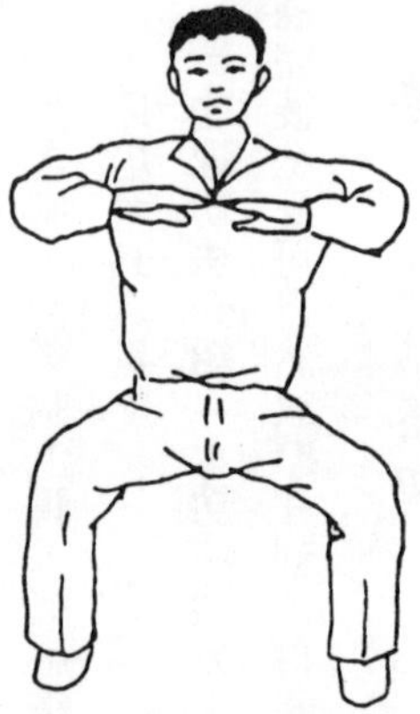

圖1-1　少林站樁功

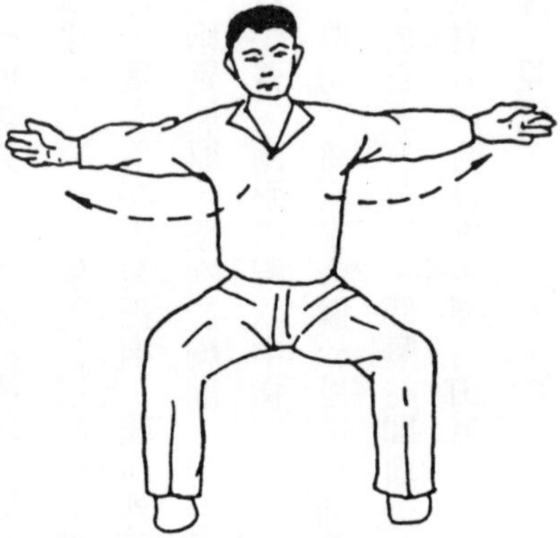

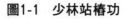

圖1-2　少林站樁功

〔練功作用〕練少林站樁功，能使全身內外兼練，主要是增強腿力，提高彈跳力和腳趾的抓力。它不僅鍛鍊武術中的底盤功夫，培養正確的體態姿勢，增強兩臂、腰背、胯部及各關節肌肉的力量和靈活性，而更重要的是長期鍛鍊，尚有強腎壯腰和增加丹田之氣的功效。

〔適應症〕用於治療腰腿痛，下肢關節痛，神經衰弱，失眠等症狀。

第二勢　力士蹲起功

〔練功要領〕兩足分開站立與肩同寬，雙手握拳屈肘，下蹲（見圖2—1、2—2）然後站起，要求丹田運氣於拳（掌）和足，意念由手掌↓丹田↓腿↓足。採用自然呼吸隨勢運行的方法，重複上述蹲起鍛鍊九至十八次。

〔練功作用〕有助於促進上下丹田及周身的

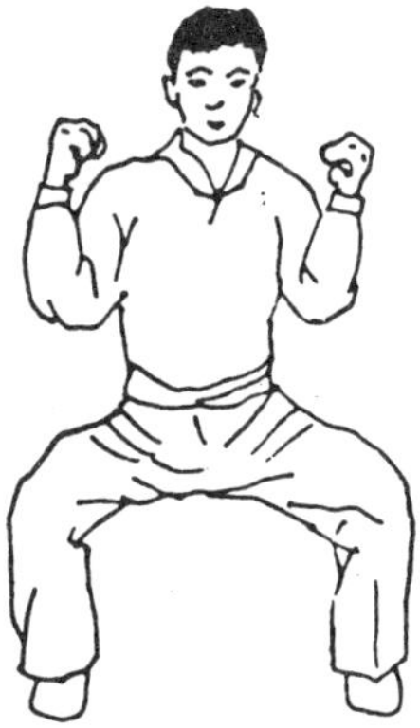

圖2-1　力士蹲起功

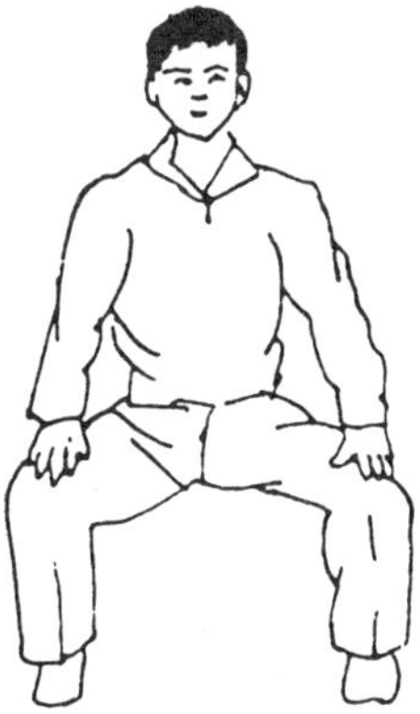

圖2-2　力士蹲起功

血脈貫通。可增強筋骨，壯腰強腎，增強體力及全身的耐力。

〔適應症〕用於治療關節炎、腎病、遺精、陽痿、消化不良及肺氣腫等病症。

第三勢　丹田拍打功

〔練功要領〕丹田拍打功，是形意拳練氣壯內丹的拍打功法之一，歷代練功者與武術家對此都很重視。丹田為內氣聚會之處，練功者在選練丹田拍打功時，宜在練習少林站樁功基礎上進行，首先將雙手臂於體側上舉，兩手臂再翻掌經胸前下按交叉貼於腹部（丹田處）。

此間要求意念上接天陽之氣，下按採地陰之氣，使陰陽之氣匯聚中丹田（臍下一·五寸處）。當氣貫丹田後，再隨意力集中於丹田處，稱丹田注聚功（見圖3—1、3—2）。

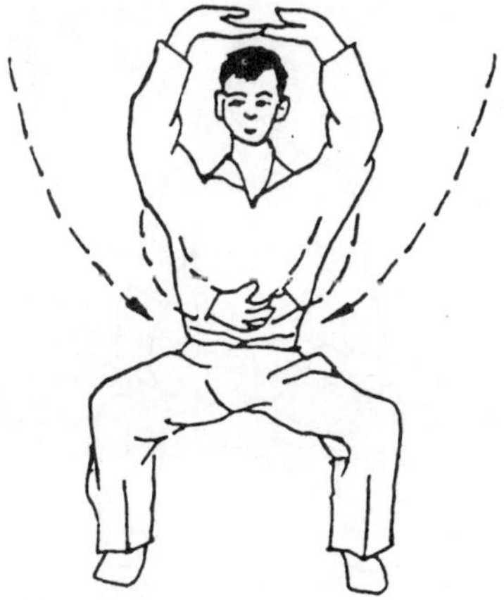

圖3-1　丹田注聚功

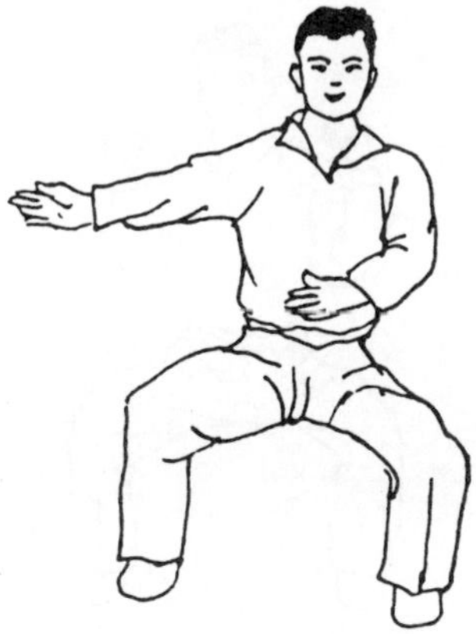

圖3-2　丹田拍打功

另一種練法，要領及要求同少林站樁勢，然後將兩手臂提於體側平伸，五指分開，掌心向上，向下翻掌，向內合於少腹部（丹田處），進行拍打，先是左手拍打，後是右手拍打。然後右手壓左手意守丹田處片刻（手勢爲先男後女），以上練功時自然呼吸隨勢的動作進行，或有較深功底後，合理選用腹式呼吸法。重複上述動作練習九至十八次。

〔**練功作用**〕具有上接天陽之氣，下按採地陰之氣，以協調人體陰陽平衡。主要是強壯丹田之氣，可以起健脾胃和強壯腰腎的作用。

〔**適應症**〕用於治療食慾不振、消化不良、大小便失禁、遺尿、遺精、陽痿、腹肌痲痺等病症。

第四勢　壯腰強腎功

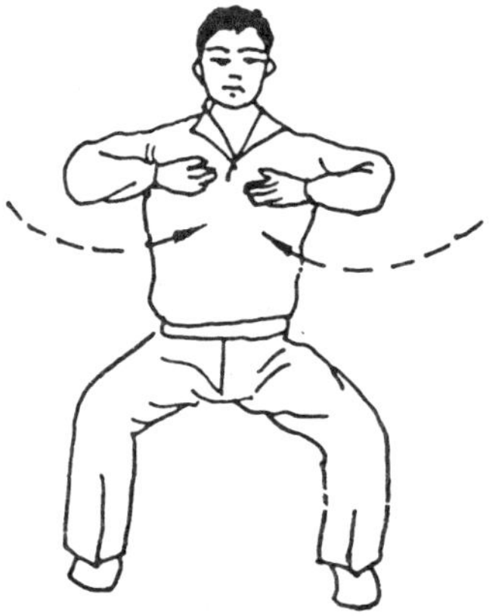
圖4-1　壯腰強腎功

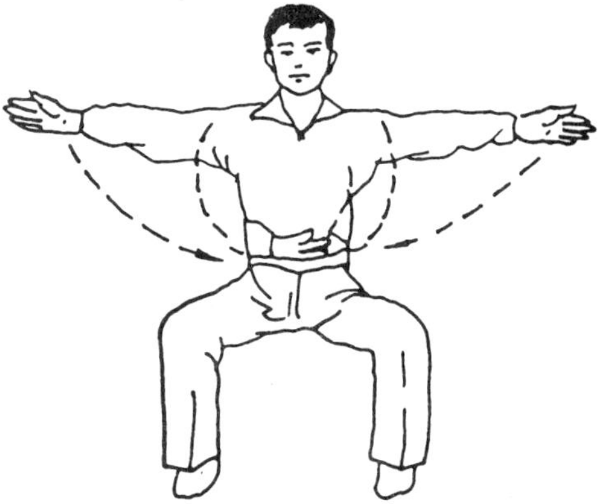
圖4-2　壯腰靠背功

〔練功要領〕在少林站樁功基礎上，將兩手臂從腹部沿腋下劃一圈，此間雙手五指收氣向後背部及腰部的兩腎區領氣貼按。此時要求意氣相隨，將氣貫入後丹田（命門）。可採用自然呼吸方法。重複上述動作九至十八次（見圖4—1）。另一種方法，在少林站樁功基礎上，要求練功時上體正直位，背靠一牆壁或樹木等。然後做擴胸伸展上肢及背部，向前後擺動，以此做輕輕撞擊背部，但需有彈性感，或脊柱關節有前後擺動感覺。以促進其督脈及背部的氣血通暢。鍛鍊時要注意因人因病合理進行，此功稱為壯腰靠背功，重複上述動作九至十八次（見圖4—2）。

〔練功作用〕以促進背部督脈（膀胱經穴）與經脈氣血溝通和正常運行功效。有助於強腎壯腰，加強腰背肌力，經過長期鍛鍊後，使肩背腰部堅實。

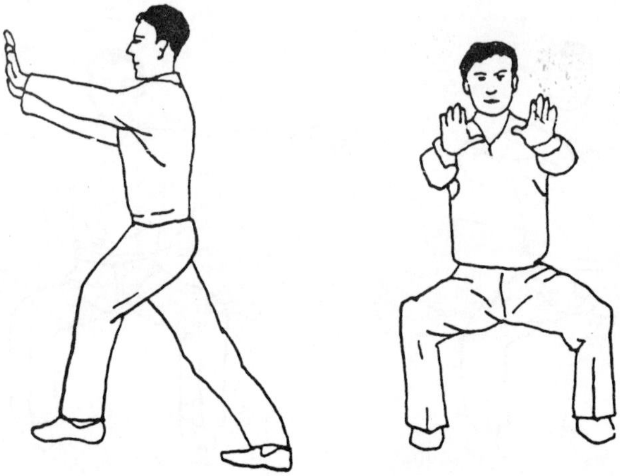

圖5-1、圖5-2　朱砵掌擊功

〔適應症〕用於治療腰背痛及其它的神經痲痺症。還有助於強身健體。

第五勢　朱砂掌擊功

〔練功要領〕練功時採用少林站樁功勢，順勢隨意氣，將兩手及掌提至胸前，大拇指尖相對，兩掌之間與肩同寬，手掌心向前（見圖5—1），以運下丹田之氣，經上丹田至兩手掌心內勞宮穴向外，再以雙手掌平行向前慢慢推出，至兩臂伸直（見圖5—2），推時呼氣以助推力，內收時吸氣有助採自然之氣，還可用掌擊物或空擊物，擊物可選擇紙板→木板→石板→鐵板等，掌擊時意念必須隨掌，兩手慢慢收回，然後再推出，重複進行九至十八次，也可採用兩掌交替進行。

〔練功作用〕用於加強上肢關節功能運動，目的是在於鍛鍊上肢的臂力、指力、掌力，使內

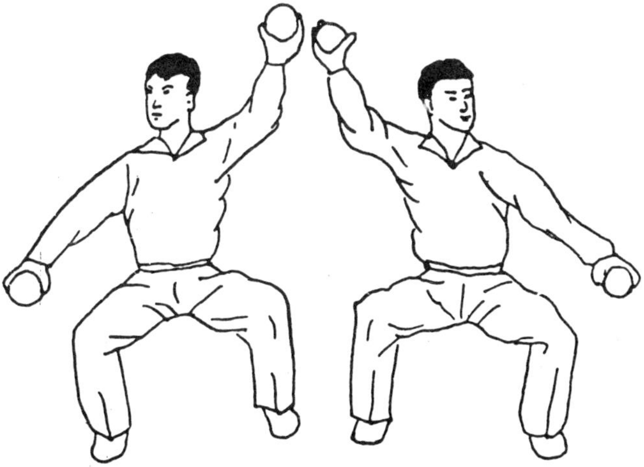

圖6-1、6-2　太極雲球功

氣能運行至手指，掌指集中一點發出能量（外氣）。

〔**適應症**〕用於治療上肢關節功能障礙及氣功點穴治病。

第六勢　太極雲球功

〔**練功要領**〕練功時採用少林站樁功，兩臂於體側上抬做左右旋臂運動，兩手五指抓住重約三·五公斤的石心沙球。開始作向上托太極雲球，百餘次（見圖6—1）。接著再進行抓球，作太極雲球，百餘次（見圖6—2）上述動作可重複練習九至十八次。

〔**練功作用**〕此功主要以運練內剛外柔，或內勁之氣力。以增強臂、掌、指力，久練能使丹田氣貫通於手指及掌，運用它進行氣功點穴治病，發揮效能。

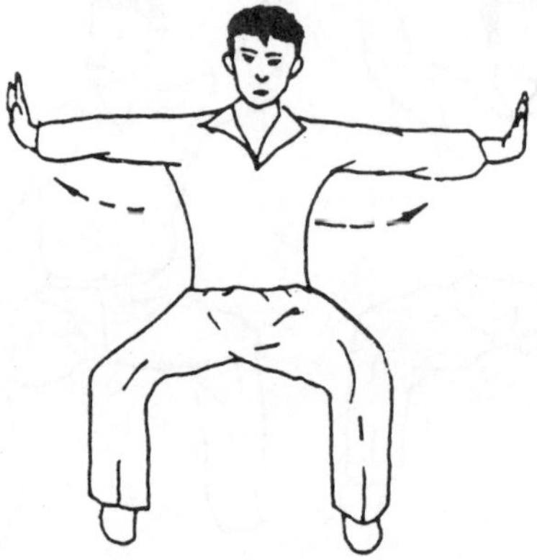

圖7　二郎擔山功

〔適應症〕主要適應於一些上肢外傷後功能恢復的鍛鍊，如肩周炎、頸椎病等。可改善功能運動及氣功點穴治病。

第七勢　二郎擔山功

〔練功要領〕練功時在少林站樁功基礎上，運丹田氣上行至兩臂及手掌。同時做兩臂左右伸展，兩掌外推。

此時意氣相隨經兩臂內側導至內勞宮穴。再做揮臂旋腕掌上托動作，如二郎橫擔泰山（見圖7），重複上述動作九至十八次。

〔練功作用〕主要增強臂力、腕力及壯丹田之氣，增強全身體質及內勁作用。

〔適應症〕用於醫者練功，有助於氣功點穴治病。主要防治頸椎病、肩周炎及腰腿痛。

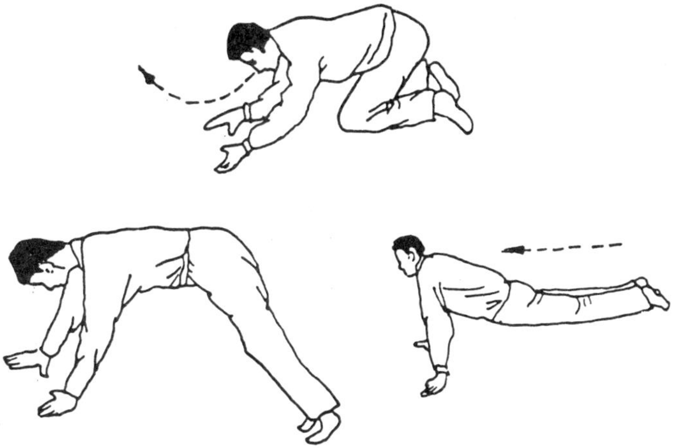

圖8-1、8-2、8-3　龍爪大力功

第八勢　龍爪大力功

〔**練功要領**〕預備式後，採用兩手掌，兩腳趾抵地，胸腹腿部離開地面，伏地挺身（見圖8—1、8—2、8—3）。當有一定功底時即可採五指抓地做「伏地挺身」運動，還可以採用二、三指抓地練習伏地挺身。

總之，上述動作練法要根據身體及年齡狀況來選擇。重複練習九至十八次。

〔**練功作用**〕主要鍛鍊手指和腳趾功能，以增強人體內氣及筋骨鍛鍊。

〔**適應症**〕用於防治頸、肩、腰腿痛，增強體質，有助於氣功點穴治病。

第九勢　內勁導氣功

〔**練功要領**〕練功者兩腳採用前弓步站立，

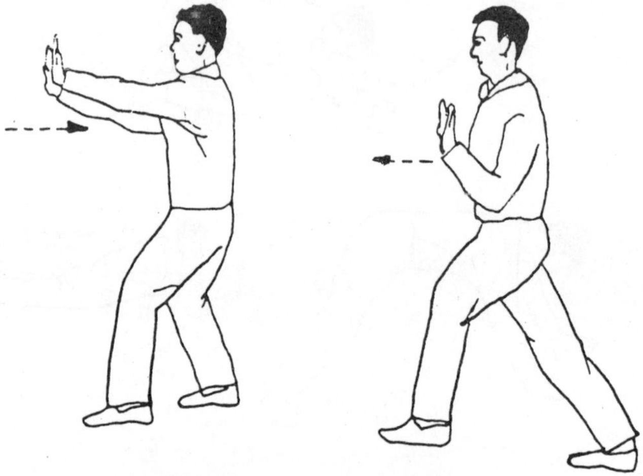

圖9-1、9-2　內勁導氣功

立於牆壁前或樹前，雙手指稍微帶弧度爪形，五指自然伸開或手掌著牆（樹），軀體挺直（見圖9—1）。此時丹田之氣引至雙臂及掌，隨意、氣、力做推掌動作，推時用力要內在發勁，力要柔猛，將氣集中到一點。然後身體重心下沉或前後運推，雙手離開牆壁（或樹）（見圖9—2）。身體隨前後運推時避免跌倒，體弱者用勁要小，逐漸加大。意念和呼吸隨動作進行，反覆練習九至十八次。

〔**練功作用**〕主要是鍛鍊臂、指的氣力（或內勁），以增強體質，促進人體健康。

〔**適應症**〕用於上肢關節功能障礙的鍛鍊及氣功點穴治病。

第十勢　童子拜佛功

〔**練功要領**〕練功者兩腳平行站立與肩同寬

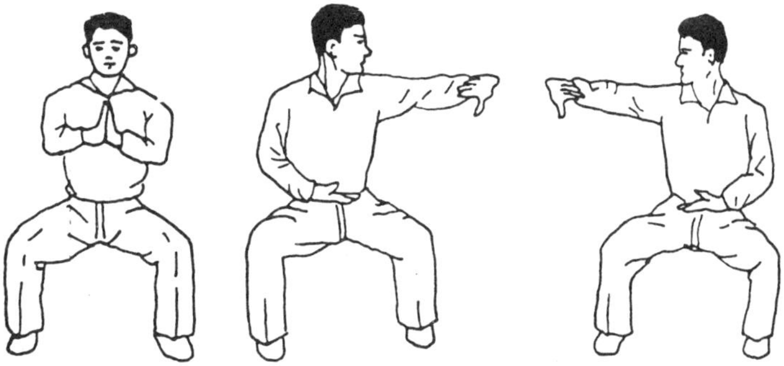

圖10-1、10-2、10-3　童子拜佛功

，兩臂自然下垂，然後兩臂緩緩自體側方向提到胸前，兩掌相合，內勞宮相合，指尖向上與胸窩部（膻中穴）等高，兩肘微屈呈方圓形。如同童子拜佛或拱手禮姿勢。並採用順氣自然呼吸法，意隨調息（呼吸），守入內勞宮，沉入下丹田。

每次練功五至十分鐘。然後保持原勢以右手掌向右前方推，左手掌托於小腹部處。再收右手掌托於小腹部處，左手掌向左前方推。重複練習九至十八次（見圖10）。

〔練功作用〕主要用於調節腦神經，有安神鎮靜、培養內氣的作用。

〔適應症〕用於防治失眠、神經衰弱、胃腸功能紊亂、膝關節病等。

收　勢

本功法全套練完後，隨之將全身放鬆，從頭

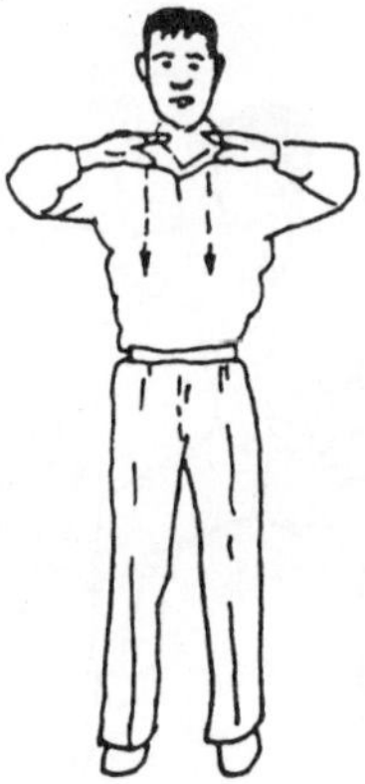

圖11　收　勢

頂至足部。呼吸自然，再將兩手臂自體側托起，經胸窩部時翻掌自胸前下按，此時將隨意念導引濁氣排除體外（見圖11）。反覆操作六至八次即可結束鍛鍊。

第二節　注意事項

一、要因人因病選擇進行鍛鍊，練功時，要調節好全身（並注意早起便後，或飯後一小時等），鬆靜舒適、意氣相合、神形相合、呼吸隨勢，自然進行。

二、要循序漸進，不能急於求成。對於初學者，勿用力過猛，以免傷筋骨皮。以內練氣，外練筋骨皮為原則。

三、要選擇清晨環境美，空氣新鮮地方進行練功，以吸收自然之氣培補人體的真氣。

四、要保持睡眠休息好及飲食營養調理好，以增加練功效果。

五、凡是運用氣功點穴治病者，要有一定的練功實踐過程，掌握一定的氣功點穴技能及醫學知識。凡病人自我練功者，練功動作要緩慢、柔和，由輕至重，由少至多，以改善病情，增強體質。

TIEN YUAN YOUNG SHEN CHING KONG FA

1.Standing position	a.DA LI JHUANG.
	b.TO TIEN JHUANG.
	c.BY FU JHUANG.
2.Sitting position	a.SIEN ZREN SIT.
	b.FAN KUAN JOW.
	c.LIEN LOW KONG.
3.Lay down position.	a.JIEN NOW FA.
	b.KUAN TIEN MOO.
	c.YANG KUAN TIEN.
4.Walking position.	a.DAN SHING KONG.
	b.FONG SHING KONG.
	c.SHEN SHING KONG.

PS. each exercise lasts 3 minutes long.

BY DR. HUANG XIAO KUAN

TIEN YUAN YOUNG SHEN DHEN DONG KONG FA

1.DING TIEN LI DI.
2.TIEN YUAN DI DOW.
3.TIE CHI HO CHI.
4.NG YOUNG LIEN DAN.
5.PIE SHAN DOW HYE.
6.TO TIEN CHU DI.
7.SONG HO CHI WOO.
8.WOO SHING GEE CHI.

PS.for each exercise, preferbaly 16 or more repetitions.

BY CHINA BEIJING HOSPETAL 301. DR. HUANG XIAO KUAN

第三章
外氣篇

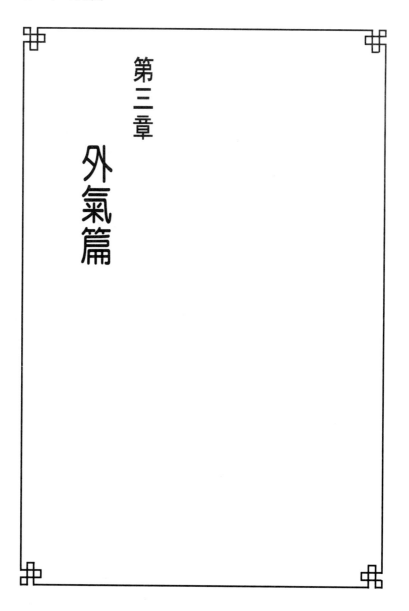

本篇主要介紹氣功醫師發放外氣的功理功法訓練，即發放外氣方法、治療方法、治療疾病及禁忌症，氣功醫師學會掌握自我保護健身及注意事項。

氣功外氣療法，是中國醫學遺產的一部分，是氣功療法的一種方法。它是經過練功有素的醫者，能從身體某些特定穴位發放「外氣」，在接觸或不接觸患者軀體的情況下，作用患者某穴或部位，使患者體內感受到酸、痲、脹、熱、涼、沉重以至軀體運動等感覺，稱為得氣感，從而達到治療疾病的目的，故此稱為氣功外氣療法。

第一節　外氣功概述及物理效應

什麼叫氣功，氣功是內練一口氣，外練筋骨皮的一種功夫。它包括武術氣功與醫療氣功。醫療氣功又分為自我心身鍛鍊、防病治病、延年益壽和氣功醫師發放「外氣」為患者治病的兩種方法。

關於氣功外氣治病是氣功治療的一種手段。古代把發放外氣稱之為「布氣」。如《晉書》中說：「學道者，至足之餘，能以氣與人，謂之布氣。晉書虛能以此法療人疾。」這說明古代人早就用外氣治療疾病了。

現在許多氣功家認為，氣功是經過長期氣功鍛鍊而得來的真氣（元氣），是人體的一種

「潛在功能」，是人的一種內功。它是推動人體生命活動的基本物質。以氣為血帥，血為氣之母，氣血理論、氣功理論等都涉及到氣的物質問題。對於這種氣究竟是什麼?現代科學已證明了這種真氣是客觀存在的，有其複雜的物質性，具有人體場、次聲波、紅外輻射、微粒流等。我院曾與兄弟單位合作測得紅外輻射、次聲、磁場等外氣效應。這些科學探討進一步說明了氣功的氣並不是什麼玄虛，或者沒有的東西，而是一種客觀存在的物質。

中國科協主席錢學森教授提出建立人體科學後，氣功研究內容更加擴大，氣功在研究發揮人類自身潛能、開發智能資源等領域將發揮出巨大作用。

對此，我們認為這種外氣效應，從不同的經絡和穴位進入人體，能增強患者的內氣，並能誘導激發經絡的潛在功能，增強經氣的運行，從而起到平衡陰陽、調和氣血、疏通經絡、活血化瘀等作用，以提高機體的抗病能力，從而加強機體有序化過程，達到扶正祛邪之目的。

第二節　外氣治病的作用機理

氣功外氣，是人體在氣功態下有意識地調動機體的內氣，從身體某穴或某一部位較集中地以一定的強度和密度，使發放出去的氣功信息和能量。它們的作用一般是調節、改善、治療自身和他人的機體肌肉、經絡、臟腑器官、循環和神經系統等機能，起到疏通經絡、調和

體的效能。

氣血、扶正袪邪、增強免疫的作用。應使機體的興奮與抑制協調有序化，有利於提高強健身

一、所謂意、目、手放氣：《內經》「古之治病，惟其採精變氣，可視由而已，以視為電，移精變氣。」指練功有素氣功醫師在高度意識支配下，將體內的精變成氣，發出體外成為外氣給人治病。外氣發放一般分為意放、目視、手放（有學者稱為意照、目照、手照之說）：

①意放為最高級，指具有遙控能力。功夫不深是辦不到的。

②目放為高級，一般練功有素，也需要經過艱苦的練功方能達到。

③手放為中級，指具有一定練功水平，能使體內精氣導至手上某穴位發放外氣。

三者以意念為主導進行發放外氣。但前二者以意念為主導更為重要。外氣發放從古到今，有著淵遠的歷史根源。今天研究它，探索它，掌握它，就是為了更好地應用它為人類健康服務。

二、外氣治病四大因素：外氣治療疾病的因素很多，我們歸納為以下幾點：

①人與人之間有共性，其信息密碼有相通之處。外氣作用產生共振、同步，是治療的基礎。

②人與人之間相應部位都有氣血運行、血液循環、氣體交換、新陳代謝。這是治療的內

核。

③人與自然，每一個人都需要吸收大自然之「氣」，來充實內氣。

④發功與暗示性，當氣功醫師發功，首先須從主觀意識上調動自身的內氣，從特定部位發放出來，作用到患者某部位或穴位，使之產生酸、麻、脹、熱、沉重或軀體不自主的運動等得氣感。這種主觀意識之所以稱為誘導過程，也就是氣功中的暗示或心理作用過程。

此外，對於病人來說，思想上必須依賴外氣的治療效應，並從主觀上自願地接受外氣治療。尤其當機體接收到外氣信息後，要立即能動地把它轉化為自身內氣，使之很快產生外氣功能效應。這種轉化過程，就是外氣的物理作用，在病人的思維誘導參與下，使機體產生生理效應過程。這就是發外氣與心理暗示作用有關。

三、辨證施治原則：外氣施治袪病的辨證方法，用中醫觀點去分析，即補法、瀉法、疏法；外氣功治病乃是中醫的範屬，故此，中醫治療疾病很重視辨證施治。又如《素問》中說：「陽病治陰，陰病治陽」，就是有餘者泄，不足者補，使陰陽偏盛偏衰的異常現象，恢復於平衡協調的正常狀態。所以近年來作者在氣功臨床實踐中，按其觀點初步體會到：

①用中醫觀點，對腎虛元氣不足的患者，應採用補氣的方法，患者主觀感覺是有溫熱及脹的感覺。其方法有溫經散寒，補充患者的元氣，增強抗病能力。

②運用瀉法，患者感覺是涼的感覺。此法有瀉火、退熱、鎮靜、袪除體內經絡及臟腑實

熱的作用。

③運用疏法，患者感覺是有酸、痲、癢等串感。此法有散瘀祛風、消積解鬱、行氣止痛的作用。

綜上所述，氣在人的生命運動中起著十分重要作用，決不可輕視它。輕視了它就等於輕視自己的生命，掌握了它等於把握住自己的脈搏，掌握了自己的命運。

然而，導致人體生病的先導也是氣。由風、寒、暑、熱、燥、濕、氣候季節的影響，七情的干擾導致氣的變化而引起病機的產生和發展。因此，治療疾病時首先是調氣，然後才能進行治療。

氣功醫師發放出來的外氣是有物質基礎的，可以疏通疾病者的經絡，加快氣血運行，排出廢濁病氣。氣血運行暢通，疾病即會好轉或治癒，這就是外氣功治療疾病的機制。

第三節　中華天元養生氣功（簡稱《中華天功》）

動靜相合　內練外採　養生益壽　上乘良功

本功法鍛鍊時有縱向、橫向、上下、左右、前後的動作，以達到人體協調平衡之特點。

是具有採氣、得氣、補氣、貫氣、發氣治病、健身、養生益壽的上乘功法。

本功法是繼承和研究《黃帝內經》中有關「天人相應，天人相關」學說為指導實踐的；集自幼幾十年習練中華少林氣功之精華，博採各家功法之衆長，是當今正宗的醫家養生與訓練發放外氣的功法。作者通過採用科學、實用、推廣、普及與發展的態度，並總結具有獨特的練功七大要素，即運用合理的調形（形體），調心（意念），調息（呼吸），調飲（飲食），調眠（睡眠），調時（練功時間），調法（正確功法）等相結合的基本要素。在練功原則上，要強調以精為根本，氣為動力，神為主導。故此要以天人地合，順其自然，內外形合，意氣力合的練功準則。

本功法的練功效應上，此功具有得氣快，氣感強。有強化人體充氣、充實臟腑之氣，活躍經絡之氣，並提高它們的調節功能，從而改善人體體質，充分發揮人體機能潛力。

練功時要以取宇宙日月之靈氣，採大地自然之精華，壯人體丹田之充氣。其目的是集宇宙—人類—自然界之氣為一體。能使您（人）與宇宙、自然氣息相通，具有外氣內存，內氣外發，進而起到防病治病、延年益壽、開發智能的身心鍛鍊功法，稱為天元養生氣功。

本功法的作者曾在訪問美國、日本、韓國、加拿大及國內的許多地方進行過傳授。為進一步研究、推廣和普及，使當今人人能學、人人能獲益，讓您的體質更加健康、健壯、健美、長壽等。應海內外讀者和朋友的求助，而傳授如下：

本功分第一步功法與第二步功法。

第一步功法

天元養生功第一步的練功方法，是根據古代練功養生家達摩所創編的易筋經，主張採取站樁功，以強健筋骨為主。隋唐時期的孫思邈主張以坐功，以調氣養生為主。宋華山陳搏道士所練的睡功圖中，主張以靜養為主。近代的劉貴珍院長綜合各家的練功方法，並強調以養氣養生為主。本作者自幼習練佛、道醫功法，所練功方法為「內練精氣神，外練筋骨皮」、「動靜結合，天人地合」的特點。又是訓練發放外氣功的氣功師必練功法。因此介紹站、坐、臥、行四種練功方法，即強身樁功、煉丹坐功、靜養臥功、健體行功等。以上供練功者參考，在練功姿勢的選擇上，要根據自己體質病情靈活運用，現分別介紹如下：

第一勢：強身樁功

一、預備式

練習強身樁功前，必須調整身形，集中思想，排除雜念，心平氣和、兩腳與肩同寬自然站立、兩膝微屈、小腹內收，提肛縮腎。頭微懸頂、兩肩放鬆，全身體重落於兩腳之間。雙

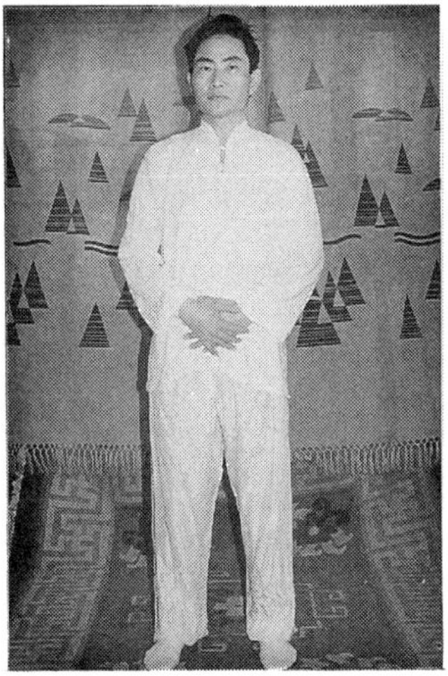

圖12　預備式

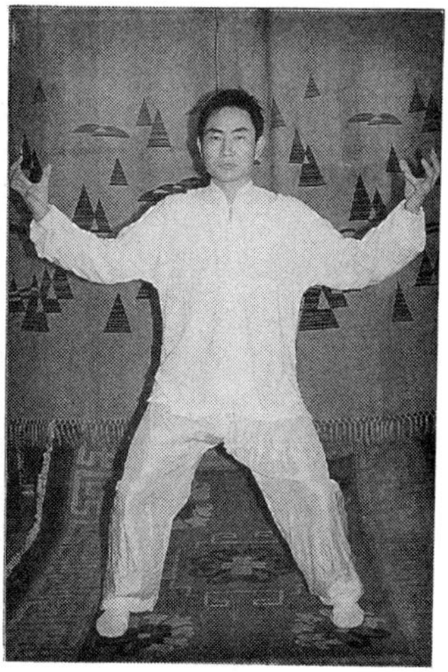

圖12-1　大力樁

目內視或平視前方。口微閉，舌輕抵上顎，氣息相隨，沉入丹田。（圖12）

二、練功要領

(1)、大力樁：上接預備式後，練功時要以少林馬步開襠而站立，上體頭頸項直、上身中正，目視遠物一點（聚氣不能分心）。兩臂及手掌自體側緩慢抬起與肩同高。手心向上，以托天接氣，腰鬆挺直、兩大腿屈曲下蹲站立，做到雙膝不過腳趾尖。臀部及腹部內收（圖12—1）。如同站立時穩如泰山，前推不動，後推不倒。做為治病健身，主要以強調練平衡能力及增強意守丹田（氣海穴區）。

(2)、托天樁：上接預備式後，練功時，百會預懸，目視兩手，同時將兩手從左右緩緩上舉，臂稍伸直掌心向上，作托天接氣姿勢。此時要示兩腳踏穩，十趾抓地（圖12—2）。

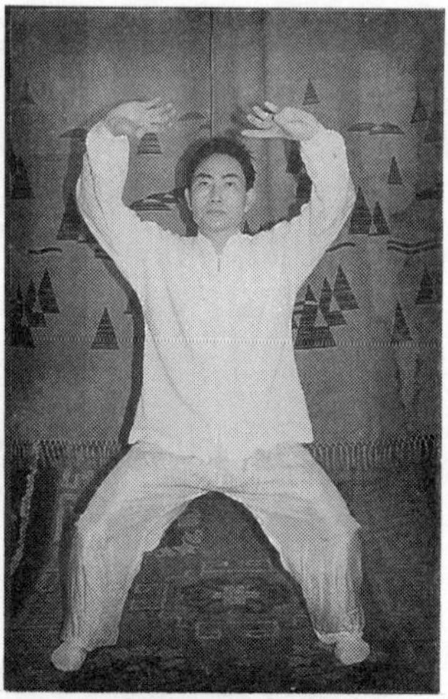

圖12-2　托天樁

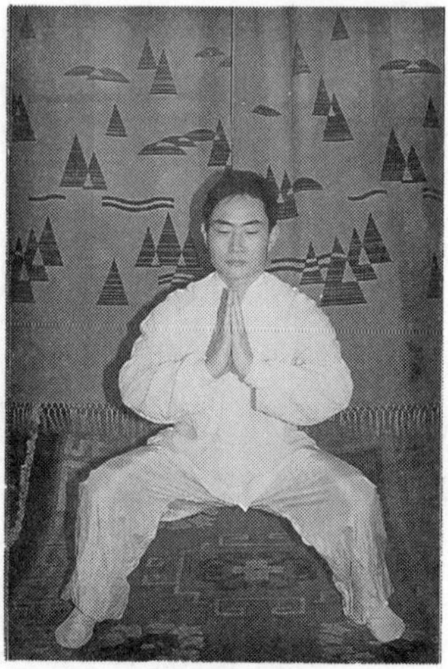

圖12-3　拜佛樁

(3)、拜佛樁：上接預備式後，練功時全身鬆靜自然，將兩臂緩緩自體側方向提到胸前兩掌相合，內勞宮相對，指尖向上與胸窩部等高，兩肘微屈呈方圓形。可目視指尖或微閉內視少腹部丹田處（圖12—3）。

三、意念與呼吸

練功時要以意領氣、以意調息，意氣相隨、氣息相隨、神形相隨，順氣自然呼吸。

四、適應範圍

具有強筋壯骨、接氣壯力，採氣壯丹及加強夜盤功夫等作用。適於氣功醫師強化以上作用及用於外氣發放，點穴治病，自我內氣修復，各種慢性常見病的康復鍛鍊。可防治頸椎病、落枕、肩周炎、頭痛、失眠、神經衰弱、胃腸病、糖尿病、高血壓、心腦血管供血不足等病症。

五、注意事項

(1)、收功方法：凡以上每勢練完後（或連續將三勢練完），全身可自然放鬆，可隨意領氣，自然呼吸，氣入丹田後，同時自感周身輕鬆、舒適，可自然停止鍛鍊，即為收功還原預備式。

(2)、練功時間：一般每日可練一～二次，每次練習三～六分鐘，或根據每個人體質及病情而定。

(3)、禁忌症：對於有各種不明原因的嚴重感染發燒者，嚴重出血不止者，精神失去自我控制能力者等，待上述症狀紓解後方能進行練功活動。

第二勢：煉丹坐功

一、預備式

煉丹坐功，練功前要調整身體，思想集中，全神貫注，排除雜念，心情舒暢。此功雖然採用不同姿勢的盤坐法，但是練功者要內在要求鬆肩、肘、腕、髖、膝、踝等，屈膝、收腹、提肛、縮腎、頭正頸直、上身中正、含胸虛腋、百會頂懸、雙目內視、氣流入丹等基本要求，功前預備必不可少，詳細將分別介紹如下：

二、練功要領

(1)、仙人坐（指仙人靜坐）。接預備式後，練功時平坐椅子上（或採用單、雙盤坐法）

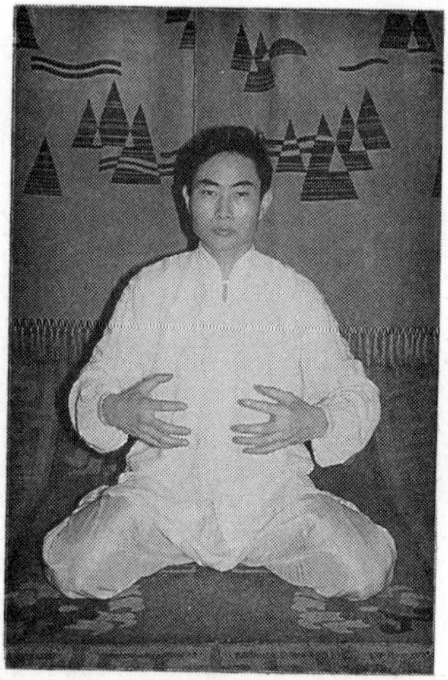

圖13　仙人坐

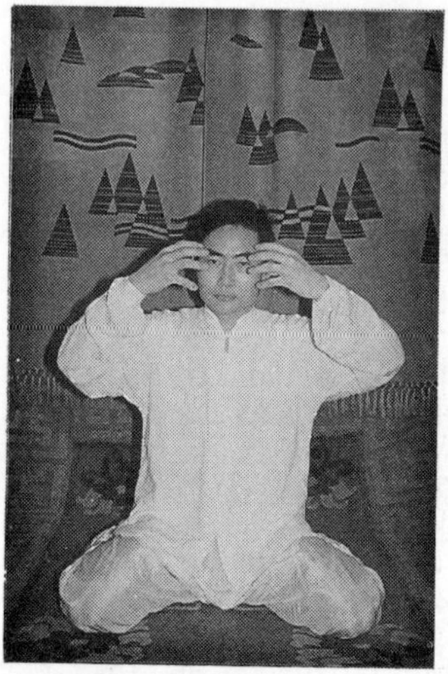

圖14　返觀照

上身正直，頭頂上懸，兩腿分開與肩同寬，兩腳輕輕著地、兩臂自然放鬆置於大腿上，兩手五指分開，掌心含空向上呈虎爪、兩掌之間距離約五～十公分。然後接收自然之氣，以浴全身後，氣貫下丹田（圖13）。此時此刻最好能選借周圍風景優美的環境。如青山綠水，空氣新鮮的美境，有助練功效果。

(2)、返觀照（又指返觀內照）上接預備式後，練功時可兩腿自然盤坐（或單、雙盤及跪坐等）。兩手臂自體側緩緩提至胸前，兩手掌心合照於雙目，雙目微閉、凝神內視、氣貫印堂、玄關等，以助氣導天目穴打開（圖14）。

(3)、練勞宮（又指練勞宮拉氣），上接預備式後，練功時兩腿屈膝跪坐（或單、雙盤坐）、兩手臂自體側上抬至腹部（丹田）呈環抱式，同時百會頂懸接氣（上接天陽之氣）。兩手內勞宮收氣，拉氣、內運氣旋轉，如同摶物。最後將氣聚會丹田（圖15）。

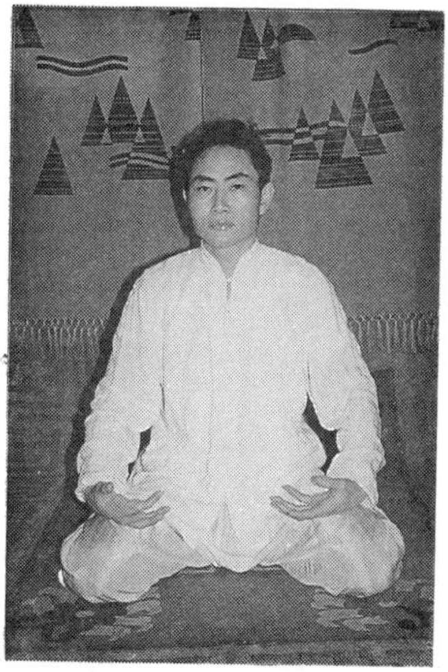

圖15　練勞功

三、意念與呼吸

練功時要心身合一，以意領氣，意氣相隨，神形相隨，順其自然呼吸方法進行。

四、適應範圍

具有調形養神，開天目及壯丹田之氣的功效。適於氣功醫師自身修養及強化丹田之氣的鍛鍊。又可應用於各種老年慢性常見病的康復鍛鍊，也可防治神經衰弱、失眠、神經性頭痛、近視、白內障、弱視、胃腸功能紊亂、胃潰瘍、高血壓及心腦供血不足等病症。

五、注意事項

(1)、收功方法：凡以上每勢練完後（也可連續練完三勢），全身可自然調整放鬆、自然呼吸、隨意領氣、匯入丹田，在感到全身輕鬆舒適，可自然停止鍛鍊，即為收功。

(2)、練功時間：一般要求每日練一～二次，每勢每次練習三～六分鐘，或根據每人體質及病情而定。

(3)、禁忌症：①與第一勢強身樁功中禁忌症要求相同。②與第二勢之(2)「返觀照」的練法，如有練習不適者，請勿硬練此勢。

第三勢：靜養臥功

一、預備式

凡練習靜養臥功者，在練功前都必須調整身體，鬆靜自然，排除一切雜念，在練功中將要使您體會到，如同靜臥在山青水秀、陽山燦爛的鮮花叢中，或感受到在您的周身沉靜在磁性靜電場中，您可隨意自然吸取滋潤周身，將採自然（日、月、星光能量）之氣，與體內真元之氣息息相通，融匯貫通，注入丹田，以通周天循導全身經脈。當您能體會到在您的周身，有一股強大的宇宙自然之能量，像電波一樣疏導著您全身。此時此刻您可全身心的盡情體驗吸收大自然（那日月光能量）之精華，同時也可用意念將體內濁氣（病氣）排出體外，最終使您體內真元之氣循徊周身，週而復始（見圖18）。

二、練功要領

(1)、健腦法（又指健腦固丹法）。接預備式後，練功時採用以左側臥位，頭頸部稍墊高枕，要合理舒適，同時左手掌心輕輕貼放在左耳部處，右手掌心按放在丹田處，兩下肢稍側彎曲。如加強後丹田或強腎壯腰，可將右手置於後腰部命門穴或腎命穴等（圖16）。

(2)、貫天目（又指氣貫天目法），接預備式後，練功時以右側臥位，頭頸部稍墊高枕及合適即可，頭部向前、雙手臂彎曲置於枕上，以合掌將兩大拇指腹部輕輕點放在兩眉之間，兩下肢稍側彎曲（圖17）。

⑶、仰觀天（又指仰臥觀天法），接預備式後，練功時將全身調整放鬆入靜，頭頸部墊枕適宜，以使頭頸部舒適為宜，自然仰臥舒適的墊子上面（床），兩下肢自然平伸，兩上肢放於體側，兩手掌含空合照在下腹部（丹田處），以仰臥觀天、氣貫丹田（圖18）。

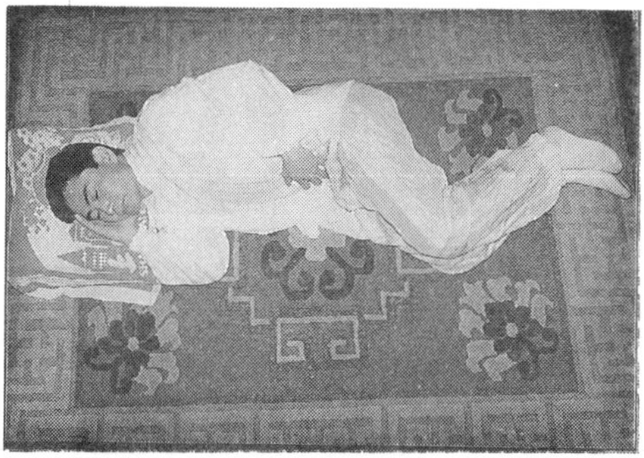

圖16　健腦法

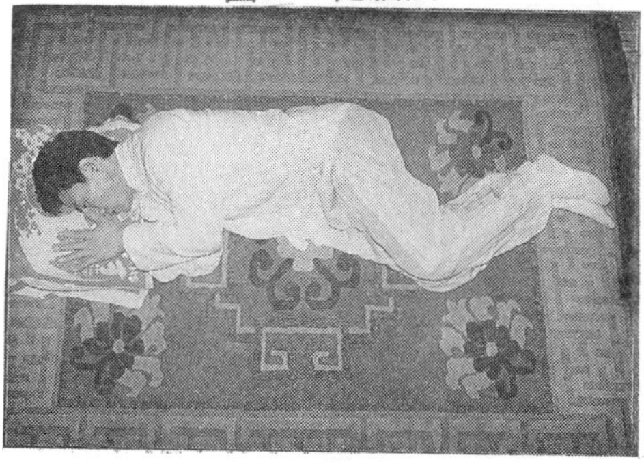

圖17　貫天目

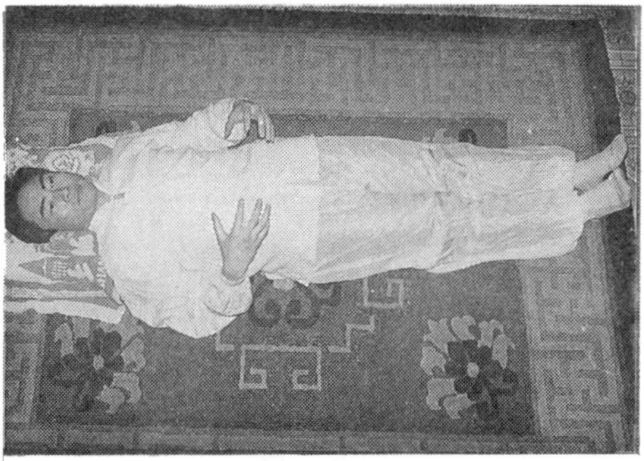

圖18　仰觀天

三、意念與呼吸

練功時應以順氣自然呼吸法，如意念引氣入丹田運轉時可採用丹田腹式呼吸法。整個練功過程中要以意與氣相合的方法進行。

四、適應範圍

具有主陰陽、通氣血，養生壯丹，培育真氣的作用。適用於氣功醫師自身煉丹養生鍛鍊及增強體質消除疲勞的鍛鍊。可防治神經衰弱、頭痛、失眠、心腦供血不足及許多種慢性疾病。

五、注意事項

(1)、收功方法：練完每勢（或練完三勢）後，可全身自然放鬆、將氣息慢慢調整到丹田（或湧泉穴），而後全身無不舒適，可自然停止練功活動，即為收功。

(2)、練功時間：一般要求每日練一～二次，每勢每次練習三～六分鐘，或根據每人體質及病情而定。

(3)、禁忌症：①與第一勢強身樁功中禁忌症要求相同。②練功時注意，如有嚴重肝病者，不易採用右側臥位，可改變左側臥位，有嚴重心臟病患者，可採用右或仰臥位練功。總之，要選擇適宜於自身體質及病情最佳練功體位。

第四勢：健體行功

一、預備式

凡練健體行功時，首先要求調整身體，以鬆靜自然站立、頭正頸直、百會頂懸、雙目微閉、舌舔上顎、垂肩墜肘、含胸拔背、收腹鬆腰。上肢肩肘腕，下肢髖膝踝須適宜放鬆，全神貫注，意守丹田。

二、練功要領

(1)、丹行功（又指練功時邊行邊拍擊丹田），上接預備式後，兩腳平行站立，兩臂自然下垂，目視前方，開始時兩臂及手緩緩自體側上抬做前後自由擺動。同時輕輕拍擊前後丹田，步伐隨之前進，一般爲左腳掌出，右腳足跕起上下肢體交替進行，此稱為丹行功（圖19）。

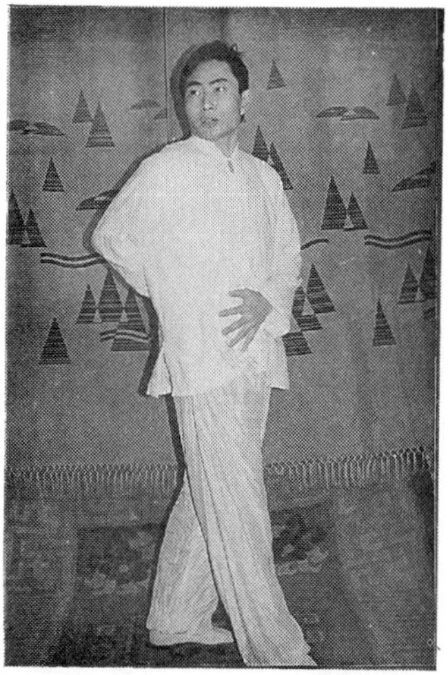

圖19　丹行功

(2)、風行功（指練功時邊行邊作風擺荷葉動作）。上接預備式後，練功時兩臂及手緩緩自體側抬起，兩臂及掌手指呈開合作前後擺動，同時左腳前邊呈虛步，右腳呈弓步，以上動作交替進

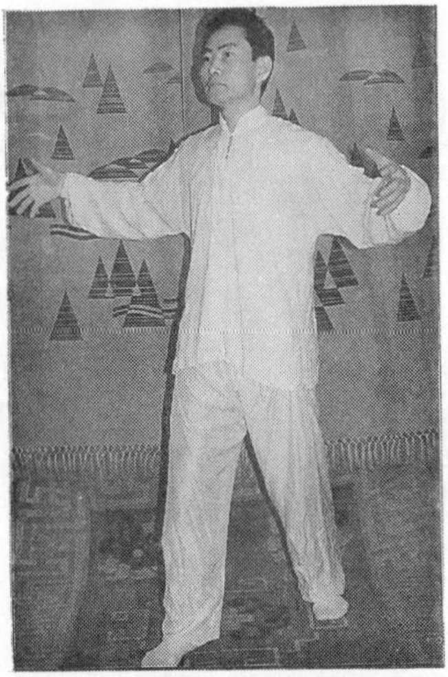
圖20　風行功

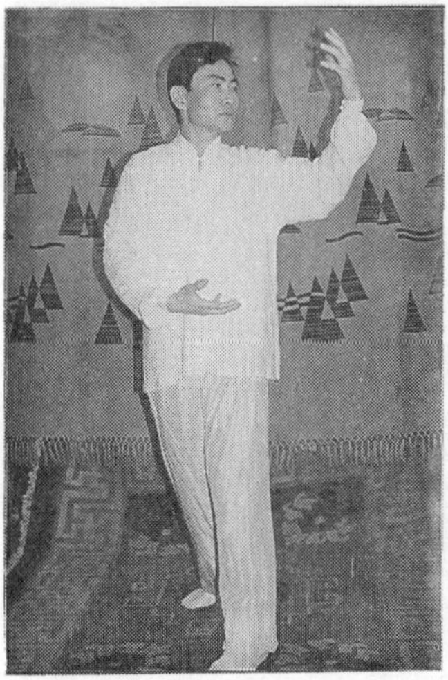
圖21　神行功

行，此稱為風行功（圖20）。

(3)、神行功（指練功時如同太極雲手）。上接預備式後，練功時兩臂及手緩緩自體側抬起，左手上，右手下，在胸前畫弧動作交替進行。下肢左腳前進，右腳緊隨交替進行。以上動作反覆練習，此稱為神行步功（圖21）。

三、意念與呼吸

練功時意念要集中，呼吸自然，形體圓和，意氣相隨，意隨步行，氣隨手雲，運氣綿綿，下沉丹田。

四、適應範圍

具有調理身形，強身健體的功效。適用於氣功醫師身形鍛鍊。防治常見病、慢性病及腫瘤病人的鍛鍊。可改善心腦、肺功能，防治骨質增生的鍛鍊。

五、注意事項

⑴、收功方法：上述每勢（或三勢）練完後，可全身自然放鬆，隨意領氣，自然呼吸將兩手交叉自然貼於少腹部（丹田），片刻即可為收功（手勢為男士左手貼腹，右手貼左手背，女士的手勢如之相反）。

⑵、練功時間：每日練習一～二次，每勢每次練習三～六分鐘，或根據每人體質及病情而定。

⑶、禁忌症：與第一勢強身樁功中禁忌症相同。

第二步功法

預備勢及要訣

兩腳與肩同寬，自然站立，兩膝微屈，小腹內收，提肛、縮腎、頭頂上懸、兩肩放鬆，全身體重落於兩腳之間，兩目內視或平視前方，口唇微閉、舌尖輕貼上顎。兩手放置體側，含胸虛腋，兩掌心向內。凝精化氣，氣息相隨沉入丹田（見圖22）。要訣：體鬆下軟，剛柔相兼，氣血通達，合之有力，百會上懸，心繫丹田，培育真氣，力在足下，上通下達（指上通三田，下達湧泉），功練力大。

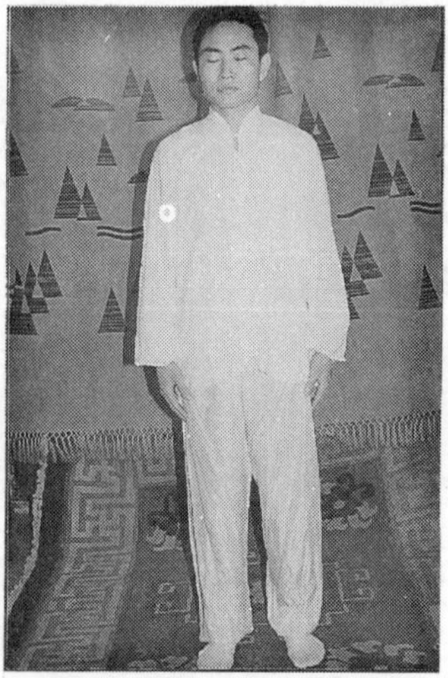

圖22　預備式

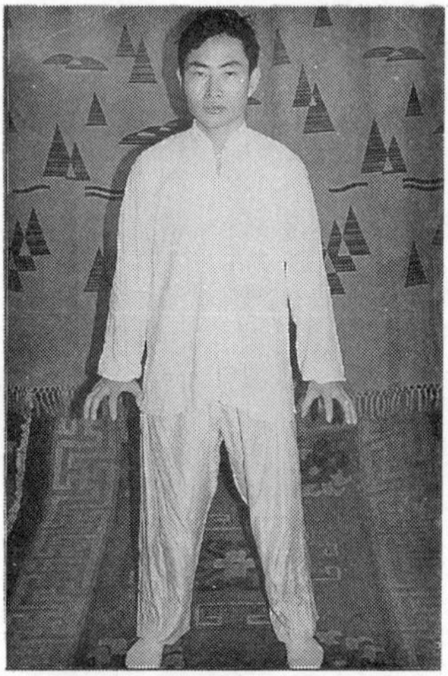

圖23　頂天立地

功法功理介紹：共分八勢，每勢前須加練「預備勢」，練完後收氣沉入丹田。

第一勢：頂天立地

一、練功姿勢

上接預備式，練功時將兩臂及手自體側提到胸前，再由外向內領氣呈螺旋形運轉四次至丹田（圖23），將兩手臂放於體側兩旁，同時雙手指尖向前，五指分開掌心下按四次。再將兩手指尖向體外側做下按動作四次。最後將兩手提至下腹部，以左手內勞宮穴按壓在氣海穴區（男性），右手掌心按壓在左手背，兩手呈交叉形狀。

男女形呈相反位置放於少腹部的氣海穴區，即為收功，以下每勢收功方法，可按此勢，也可將八勢練完後，做此收功方法。

二、意與息

練功時，以全身自我調節放鬆後，進入練功狀態，整個形體運動時，都強調自然呼吸與隨意領氣，相互配合的方法進行。

三、練功作用

本勢以縱向練功為特點，具有貫通宇宙—人體—自然之氣，進而也溝通人體上下經脈，以壯體內真元之氣的作用。最終達到練功鍛鍊以「天人合一，身心合一，內外合一」的目的。

四、適應範圍

(1)、適應各類人士保持體格健康、健美、健壯的鍛鍊。

(2)、適應氣功醫師接氣、採氣、導氣通丹田，以培養真氣的鍛鍊。

(3)、用於防治頸椎病、落枕、頭痛、神經衰弱、肩周炎、脊柱側彎及駝背、腸胃功能紊亂、肺纖維化等病症。

五、練功次數

每日可練二～三次，每次可練三～六分鐘。

第二勢：天元地導

一、練功姿勢

上接預備式，將兩臂及手掌心向上經體側緩緩上抬，兩手背與頭耳部約等高時即可。再

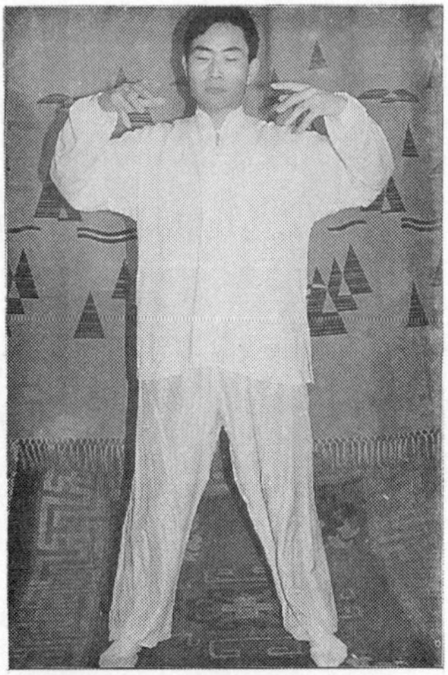

圖24　天元地肇

做翻掌下按動作，同時要求臀及雙膝隨之做下蹲的動作，如同做上下起覆，上托下按等，上述動作反覆練習八～十六次即可（圖24）。

二、意與息

練功時，首先調整形體，放鬆入靜，進入氣功狀態後，整個形體運動，以自然呼吸與隨意領氣相結合的方法進行。

三、練功作用

本勢以縱向的上下運動為練功特點，具有平衡陰陽，調理三焦之氣的作用。

四、適應範圍

(1)、適應各位人士保持體格健康、健美、健壯的鍛鍊。

(2)、適應氣功醫師接氣、採氣、上下疏通三焦之氣的鍛鍊。

(3)、用於防治頸肩、腰腿痛、增強心肺功能，改善胃腸、神經系統的功能。

五、練功次數

每日可練二～三次，每次可練三～六分鐘。

第三勢：太極合氣

一、練功姿勢

上接預備式，以少林馬步站立，然後將兩臂及手經體側，緩緩提至胸腹部前（約下丹田）做開合運動，同時兩膝部隨之做蹲起運動（圖25）。上述動作反覆練習八～十六次即可。

二、意與息

練功時，要意隨形、形隨意、氣隨意、意氣相隨，順其自然呼吸法。

三、練功作用

本勢以橫向運動為特點，具有加強丹田之氣與三焦之氣，調節改善心肺功能。

四、適應範圍

⑴、適應各位人士增強心腦、肺及胃功能的鍛鍊。

⑵、適應於氣功醫師收氣、沉氣、貫氣入丹田的鍛鍊。

⑶、用於防治頸、肩、腰腿痛，改善老年性

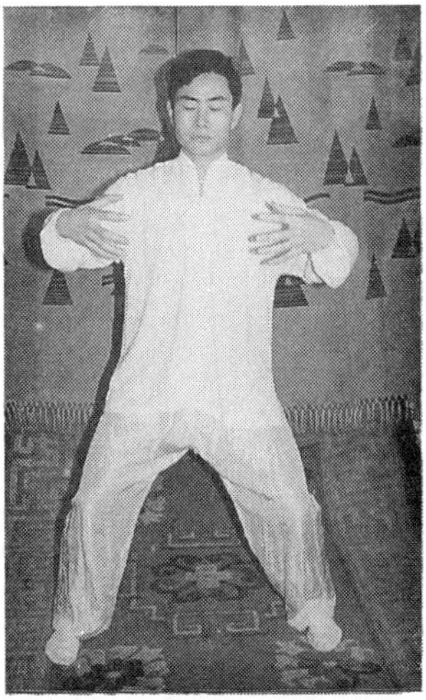

圖25　太極合氣

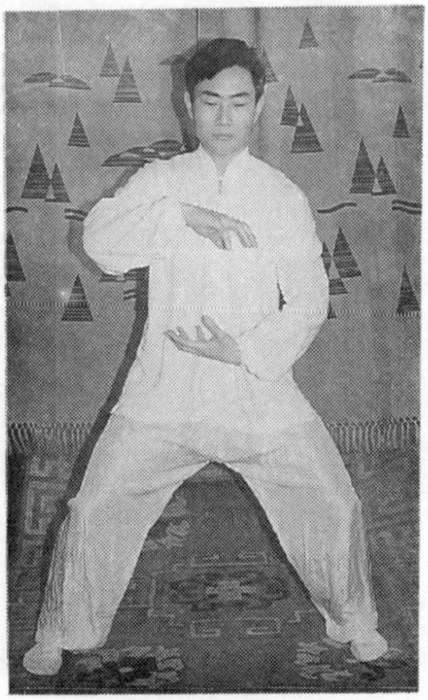
圖26　陰陽運丹

的心腦、肺功能不全，胃腸功能紊亂，強腎壯腰等。

五、練功次數

每日可練二～三次，每次可練三～六分鐘。

第四勢：陰陽運丹

一、練功姿勢

上接預備式，以少林大馬步樁站立，將兩手臂自然提至胸腹前，左手掌心含空向上在臍下做上托、右手掌心含空向下按。上托下按如同托按圓球，隨之做右手向右方向拉氣，左手向左方向拉氣，然後兩手掌同時以下丹田為中心點做推氣的動作（圖26）。以上動作反覆練習八～十六次即可。

二、意與息

練功時氣隨形體運行，並以意導氣，氣息相隨、催氣發力，意、氣、息三者結合貫穿始終。

三、練功作用

本勢以橫向運動為練功特點，具有強陰壯陽、強化上焦之氣，聚氣入丹的功效。

四、適應範圍

(1)、適應於各類人士增強心、腦、肺及上肢胸擴的功能鍛鍊。

(2)、適應於氣功醫師拉氣、推氣、聚氣入丹田的鍛鍊。

(3)、用於防治頸椎病、肩周炎、頭痛、神經衰弱、肺氣腫、哮喘、氣管炎、心腦血管病及偏截癱病症的鍛鍊。

五、練功次數

每日可練二～三次，每次可練三～六分鐘。

第五勢：排山導海

一、練功姿勢

上接預備式，以少林站樁及同時做膝關節稍屈伸活動。隨之將兩手臂緩緩經胸前十字交叉，以收宇宙自然之氣，壯內丹田之氣，再從丹田引氣至肩臂肘腕指發力，而順之以排山導海之內勁做推出動作（圖27）。以上動作重複習八～十六次即可。

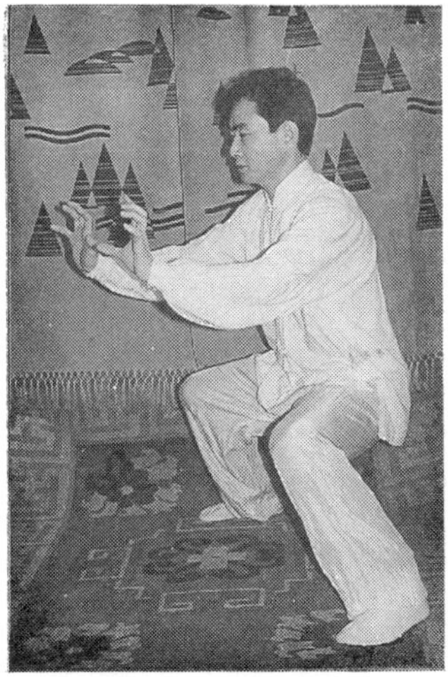

圖27　排山導海

二、意與息

練功時將採用以意行氣，順其自然呼吸法。同時在整個練功活動中，都須強調以意、息、形、氣有機結合的方法。

三、練功作用

本勢以前後上下方向運動為特點。具有增強練功者的內勁，練功時的肩、肘、腕鬆靜自如，以剛柔結合，氣至力發，點達指梢，此仍用於外氣發放及運氣點穴治病健身的作用。

四、適應範圍

(1)、適應於各人士增強心腦肺功能及上肢臂力的內勁鍛鍊。
(2)、適應於氣功醫師訓練發氣、點穴治病的外氣發放技能的鍛鍊。
(3)、用於防治頸椎病、肩周炎、落枕、頭痛、神經衰弱及心腦肺腎等有關疾病。

五、練功次數

每日可練二～三次，每次可練三～六分鐘。

第六勢：托天柱地

一、練功姿勢

上接預備式，練功時以右手掌心含空於右肩斜前方上托。左手掌心含空於左肩斜下方下按，兩手交替進行，兩目隨之上托掌運行（圖28）。以上動作反覆練習八～十六次即可。

二、意與息

練功時以意導氣，氣息相隨，自然呼吸方法進行。

三、練功作用

本勢以縱向的上下運動為練功特點。具有調理人體左右陰陽平衡。使上肢血脈通暢的作用。

四、適應範圍

(1)、適應於各人士加強四肢及心、腦、肺、腎功能鍛鍊。

(2)、適應於氣功醫師接氣、採氣，以調補體內丹田之氣的鍛鍊。

(3)、用於防治偏截癱後遺症、頸椎病、落枕、肩周炎、頭痛、胃脘脹、胸悶、氣管炎、肺氣腫、肺纖維化症及心、腦供血不足等病症。

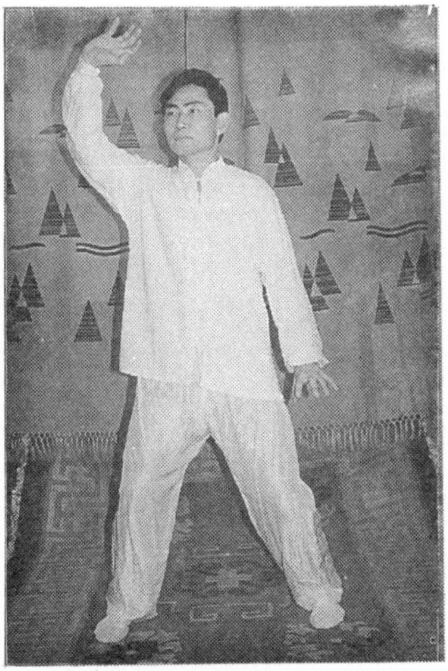

圖28　托天柱地

五、練功次數

每日可練二～三次，每次可練三～六分鐘。

第七勢：松鶴起舞

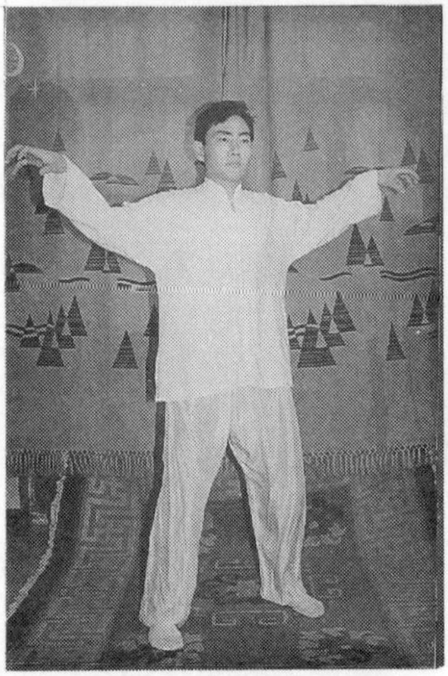

圖29　松鶴起舞

一、練功姿勢

上接預備式後，練功時以少林大馬步站樁，然後將兩臂及手指自體側緩緩提起伸展位，隨之做上下起舞飛行的動作，同時兩膝關節也將隨之做屈伸蹲起的動作。練功時要求兩腳趾輕鬆自然抓地，足跟可隨之上下而踮起，以上動作重複練習八～十六次即可（圖29）。

二、意與息

練功時要求以意行氣，以氣帶形，以形導氣，調息自然。運行平穩。

三、練功作用

本勢以縱向為主運動的練功特點。具有疏導全身經脈、調理上下陰陽平衡的作用。

四、適應範圍

⑴、適應於各人士調理陰陽平衡，加強心、腦、肺、肝、脾、腎等各臟腑的功能鍛鍊。

⑵、適應於氣功醫師流通全身經脈以壯補內氣的鍛鍊。

⑶、用於防治頸椎病、肩周炎、落枕、頭痛、神經衰弱及心、腦、肝膽、脾胃、肺、腎等臟腑的有關病症。此勢練功要注意辨證掌握，以不疲勞為原則。

五、練功次數

每日可練二～三次，每次可練三～六分鐘。

第八勢：五形聚氣

一、練功姿勢

上接預備式後，以少林馬步站樁，然後將兩臂及手掌自體側平伸展動作，隨之將肩肘腕做後內收，同時接氣貫後丹田（命門或腎俞）（圖30），接著做托氣合掌從胸前貫下丹田動作，上述動作反覆練習八～十六次即可。

二、意與息

練功時首先要調節好形體，鬆靜自然，採用以意領氣，以氣導形，形鬆意靜，順其自然呼吸法。

三、練功作用

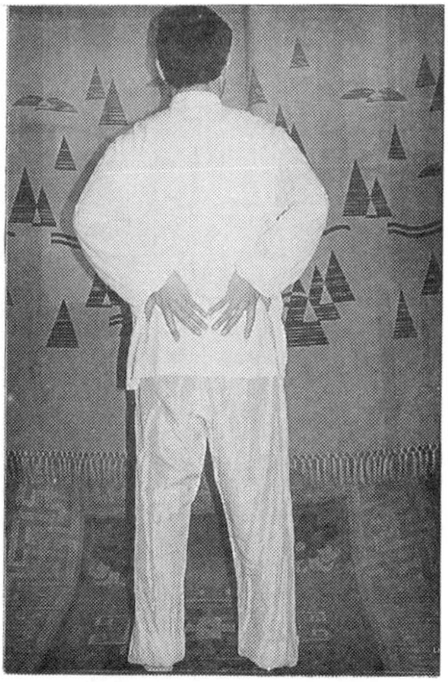

圖30　五形聚氣

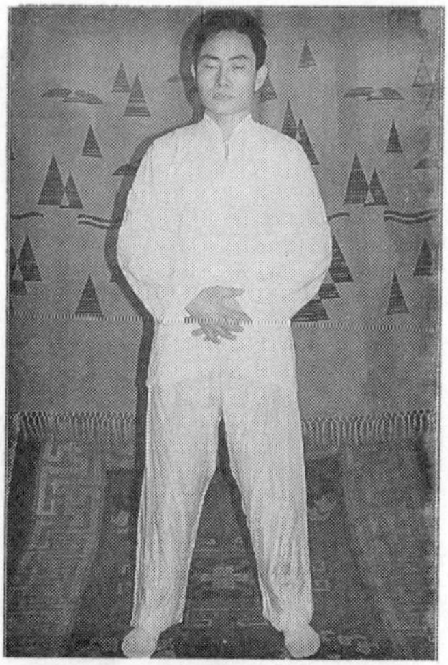
圖31　收勢

本勢從左右、前後、上下運動練功為特點。具有上接氣，下導氣，左右採氣貫入後丹田及強腎固本，陰陽平衡的作用。

四、適應範圍

(1)、適應於各類人士的增強肝、心、脾、肺、腎功能的鍛鍊。

(2)、適應於氣功醫師自身強壯強化丹田之氣，以採氣強腎固本為主的鍛鍊。

(3)、用於防治頸、肩、腰腿痛、心、腦、肺、腎等有關疾病，如冠心病、腦軟化、腦供血不足、腦偏癱後遺症等，肺纖維化症、氣管炎、腎炎、神經系統等不同病症。

五、練功次數

每日可練二～三次，每次可練三～六分鐘。

收功方法

上述全套功法練完後，可將雙手臂及掌從體側自然上提至兩眉時再翻掌下按，同時收氣到下腹部。男士以右手掌心貼在左手掌心，呈交叉放於下腹部丹田處，即為收功（女性的手型與男性操作相反），做整個收功動作，要自然呼吸，意念全身放鬆。一般為片刻即停止練功活動（圖31）。

第四節　如何發功治病

氣功是鍛鍊「內氣」元氣的一種功夫。凡是練功有素的氣功師，是將內氣（精元之氣）有意識地、有目的地、集中地循經運行至某指、掌（或穴位與體表），再運用發功方法使氣發放作用到患者某經穴上，達到治療的目的。

一、外功治療方法：在實施治療的方法之前，必須首先明確診斷。再因人因病進行辨證施治，方能得到治療效果。

根據中醫的傳統診病方法，是通過望、聞、問、切四診分析疾病的內因與外因。聯繫四時、氣候、地方、水土、生活習慣、性情情緒、體質強弱、年齡、性別、職業；疾病的原因、部位、地點、環境、條件、內外在因素等等。全面地了解疾病狀況，加以分析推理，然後才能作出正確的診斷。

㈠診斷原則：依據疾病性質的發生和發展，是辨別體內外陰陽協調的結果。

㈡治療補瀉原則：有餘者瀉，不足者補，使人體內陰陽平衡協調有序化。

㈢治療機理：是以疏通經絡為主，散排病（濁）氣為輔。按中國醫學的理論，「通則不痛，痛則不通」，又強調「氣血流注，循環正常，排濁返清，正勝邪却，病則散之」的治療機理。

㈣具體操作方法：有補法、瀉法、聚法、流法、局部治療法、整體治療法等等。

⑴、補法：按中醫觀點：採用順其人體經絡走行方向為補法。

發放外氣給患者治療時用推法、導引法、點法等治療手段，順其經絡行氣的走行方向，以加快內氣循經運行均屬補法。

作用：有溫經散寒，補充患者的精元之氣，起到增強抗病能力的作用。

⑵、瀉法：按中醫觀點採用逆其人體經絡走行方向為瀉法。

發放外氣給患者治療時用推法、導引法、點法等治療手段，逆其經絡行氣的走行方向，以加速內氣逆經運行均屬瀉法。作用是治療屬陽性的病症。有瀉火退熱、鎮靜、袪除體內經絡及臟腑實熱的作用。

⑶、聚法：發放外氣治療過程中用點法、震法、揉法促動局部的病灶，增強這一部位的氣量和氣流，增加局部氣血運行，氣體交換的速度，以清溶濁，以正治邪。

作用：使病氣在外氣功的影響下集中，為排走病氣作準備。

⑷、疏法：發放外氣治療過程中用推法、導引法、震法、旋轉法在聚法治療的基礎上，

使局部的病氣順其經絡和其他經絡疏散，以清溶濁，以扶正袪邪。

作用：使病氣順其經絡和絡脈運化，有散瘀袪風、消積解鬱、行氣止痛的作用。

(5)、局部治療法：局部治療法是用發放的外氣針對機體受傷或病的區域進行治療的方法，使用的手法有點法、震法、摩法、旋法為主的方法，因症施治是治療疾病的關鍵。

作用：外氣集中攻擊患者的病灶區，加強病灶區氣血的運氣，便於在整體治療時氣血循環病氣從經絡排走，或者從病灶處排出，解除病痛。

(6)、整體治療法：人體是一個有機的運動整體，一處有病，其它部位、經絡、臟腑等功能都會受影響。一處致病、受傷後，用外氣的方法調動引導其它部位、經絡、臟腑等機能來協助排除病氣，這就需用整體治療的方法來完成這一治療程序。

外氣治療某一部位、某一經絡、某一臟腑，應根據疾病病情，發放外氣時也應疏通相應的部位、經絡、臟腑或全身調整流通。整體治療法是調節人體陰陽平衡重要的治療方法。

某處有傷病影響其它部位，治療時應以局部為重點。觸類旁通，動員其它部位、經絡、臟腑來幫助排走病氣。如肝病者屬實症，嚴重時會影響膽經和其它經絡。用外氣逆肝經的路線，由上向下運氣排肝氣治療的同時，也應治療膽經。用外氣調動與肝有聯繫的胃經、肺經之氣來幫助治療肝臟，直接從肝部向外排病氣，發放外氣的氣功師功深，還可以用外氣調動病人的全身經氣協調治療肝臟。也符合中醫陰陽表裡的辨證治療原則。

以上介紹的六種氣功治療方法各有所長、各有特點，但是，臨床使用中應根據病情變化而進行辨證施治。

二、發放外氣距離：發放外氣的距離不等，有接觸和不接觸之分（在發功手法上介紹）。一般超距發放外氣的距離有幾公分、幾公尺、幾十公尺或者更遠。

鑒於發放外氣的距離不等及選用靈活多變形式、方法的不等。但在發放外氣的距離上，須有個依據才能確定。

擬用以下依據：

1.氣功師發放外氣的功力、功量。

2.患者的病情、病態、疾病性質。

3.患者的體質、性別、年齡與自身相比。

4.外界自然環境條件與內因情況。

綜上所述：從發放外氣治療的實踐中體會到，外氣治療的距離沒有一個固定的尺度和標準，也不可人為規定。外氣治療過程中根據氣功師自身的功力、功量、患者的病情、環境條件等因素。採用靈活運用的治療方法，要因人因病改變發放外氣的方位和距離。總之，這也是氣功臨床上正在探索的方法。

三、發放外氣手型：作者在氣功臨床治療的實踐中，探索以下七種手法，供學者參考：

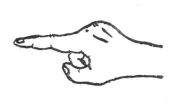

圖32　一指禪式

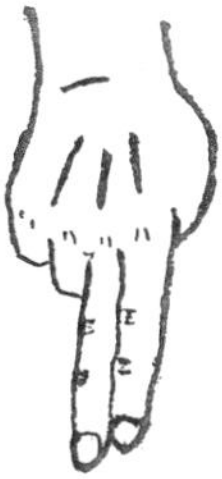

圖33　二指禪式

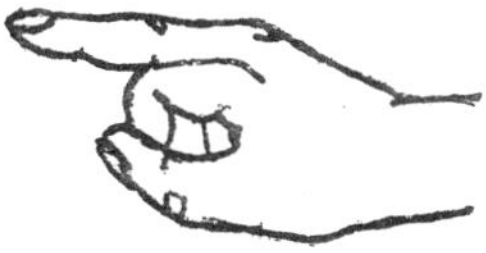

圖34　中指獨立式

㈠一指禪式

1.指的要領，操作者的食指呈伸直（中指無名指、小指）其餘四指自然屈曲，拇指屈曲壓於中指背側（圖32）。

2.治療方法：運氣於食指端（尖），採用接觸式或氣導式的方法作用於治療病灶處發放氣施治。

㈡二指禪式

1.指的要領：操作者的中指並攏伸直，其餘指（拇指、無名指、小指）自然屈曲（見圖33）。

2.治療方法：運氣於食、中指尖部，採用接觸式或氣導式的方法，作用於治療病灶處（體表或穴區），發放外氣施治。

㈢中指獨立式

1.指的要領：操作者的中指或其它指伸直，餘指自然屈曲（見圖34）。

2.治療方法：運氣於中指或其它指尖部，採用接觸式或氣導式的方法，作用於治療病灶處（體表或穴位），發放外氣施治。

㈣龍銜式

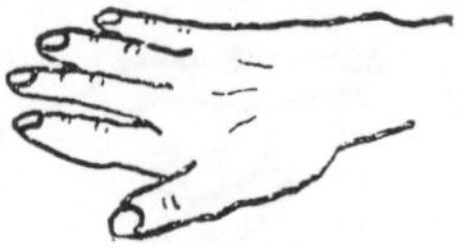

圖35　龍銜式

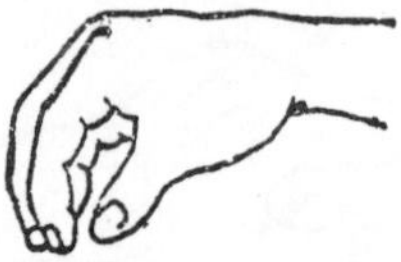

圖36　蛇形式

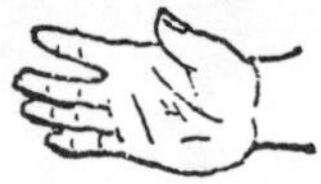

圖37　平掌式

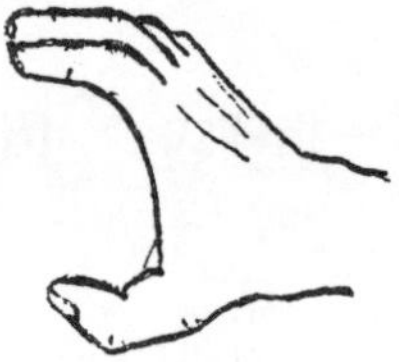

圖38　虎爪形

1. 指的要領：操作者的拇指與其餘四指伸直對稱（見圖35）。

2. 治療方法：運氣於指的尖，採用接觸式或氣導式的方法，作用於治療病灶處（體表或穴區），發放外氣的施治。

㈤蛇形式

1. 指的要領：操作者的五指均自然張開，指間關節屈曲呈蛇頭形式（見圖36）。

2. 治療方法：運氣於五指端，採用接觸式或氣導式的方法，作用於治療病灶處（體表或穴區）。

㈥平掌式

1. 指的要領：操作者五指自然張開伸直（見圖37）。

2. 治療方法：運氣於手掌及指端，或以內勞宮穴為中心，採用接觸式或氣導式的方法，作用於治療病灶處（體表或穴位），發放外氣施治。

㈦虎爪形

1.指的要領：操作者的五指自然張開屈曲呈虎爪形（見圖38）。

2.治療方法：運氣於五指及內勞宮穴，採用接觸式或氣導式的方法，作用於治療病灶處（體表或穴區）。

四、發放外氣手法：發放外氣的手法較多，由於患者病情不同，疾病的部位不同，患者性別年齡不同，發放外氣的功力、診斷結果，採用的治療方法都不同；所以，治療的手法也是多種多樣。我們常採用接觸式與氣導式兩種發放外氣的手法（又稱為A勢與B勢手法），A勢和B勢各分五種具體方法。

㈠接觸式：指發功者的手部或穴區直接接觸患者的治療部位，進行發功施治的方式，稱為接觸式（又稱為A勢手法）。

1.揉：操作者採用適當手式，輕手法放於治療部位上（體表或穴區），運氣緩慢旋揉運動中發功施治。

2.震：操作者運用適宜的手式，輕輕放於治療部位上（體表或穴區），運氣緩慢震動發功施治。

3.擦：操作者採用適宜的手式，輕放於治療部位上（體表或穴區），運氣緩慢推擦中發功施治。

4.摩：操作者採用適宜的手式，輕放於治療部位上（體表或穴區），運氣緩慢旋摩中發功施治。

5.點：操作者採用適宜的手式，輕放於患者治療部位上（體表或穴區），運氣點動發功施治。

(二)氣導式：指發功者的手部離開患者治療部位或穴區一定距離時，進行發功施治的方式稱為氣導式（又稱為B勢手法）。

1.導引：操作者採用適宜的手式，離開治療部位約十—一〇〇公分，緩慢導引發氣。當覺有氣感時，再作用於患者治療部位上，並依據病情採用補和瀉，順經和逆經的導引經氣運行的辨證施治法。

2.推拉：操作者採用適宜的手式，離開治療部位一〇—一〇〇公分，運氣導引，當覺得有氣感時，再進行運氣推拉發功施治。

3.旋轉：操作者採用適宜的手勢，離開治療部位約一〇—一〇〇公分，運氣導引，當覺得有氣感時，再緩慢旋轉（左右旋），發功辨證施治。

4.振顫：操作者採用適宜的手式，離開患者治療部位約一〇—一〇〇公分。運氣導引，當覺得有氣感時，再輕微振顫，發功施治。

5.定點：操作者採用適宜的手式，離開患者治療部位約一〇—一〇〇公分，運氣導引，

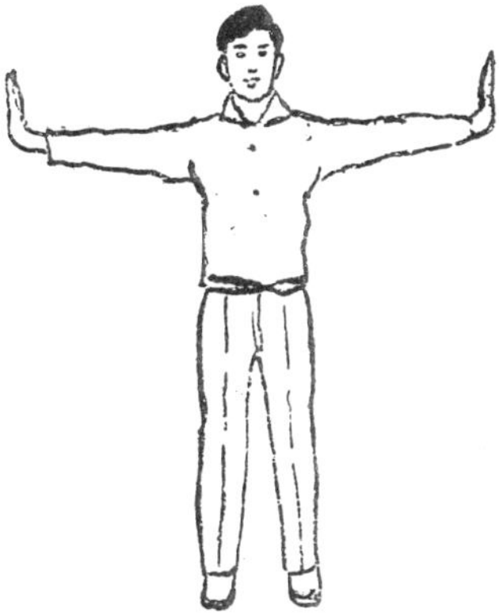

圖39　鬆身

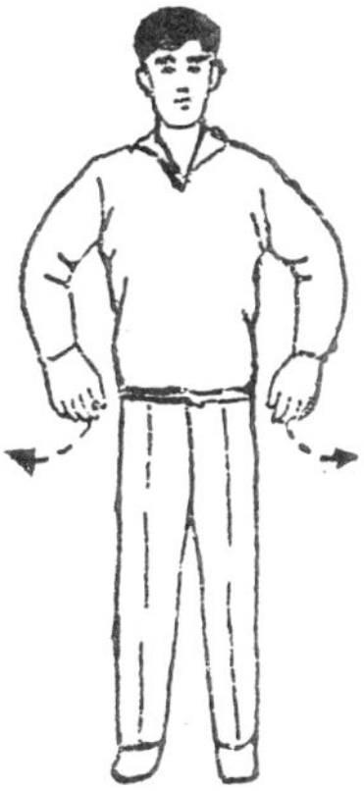

圖40　甩手

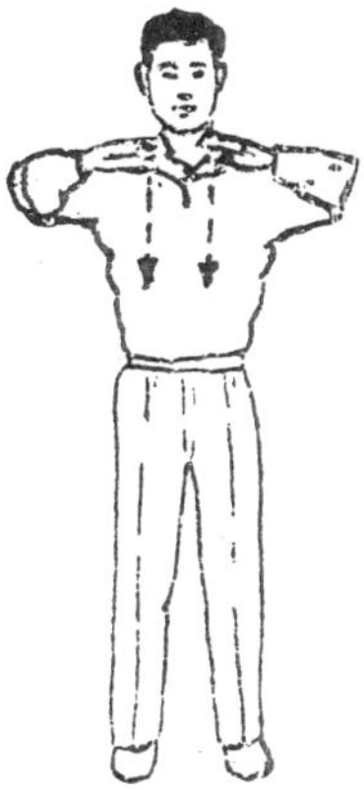

圖41　平氣

當覺得有氣感時，再將發功手式定點於患者治療部位施治。

五、收勢手法：發功施治後，採用收功方法，來調和氣血，舒鬆脈絡，放鬆肌肉，是發功時的結束手法。

1.鬆身：全身放鬆，呈立正姿勢。雙手抬起經胸前向身體兩側分推七次，意念將濁氣排除（見圖39）。

2.甩手：站成立正姿勢，雙臂前後擺動甩手，以除祛體內濁氣（見圖40）。

3.平氣：按掌平氣，方法是兩手提掌上舉（掌心向上），至胸窗部再翻掌心向下，行按掌下降平氣，使濁氣下降排除（見圖41）。

第五節　外氣功治療的適應症及禁忌症

一、**適應症**：根據近年來各種氣功雜誌和刊物的報導，及我們開展外氣功治療的臨床實踐經驗，外氣功治療適應症如下：

1.腦神經系統：腦動脈硬化、中風後遺症、小腦萎縮症、多發性硬化症、進行性肌營養不良、偏頭痛、神經性頭痛、失眠、神經衰弱、坐骨神經痛。

2.心血管系統：冠心病、風濕性心臟病、高血壓、低血壓、脈管炎、靜脈炎、白細胞減少症、不同原因引起的貧血等。

3.呼吸系統：哮喘、慢性支氣管炎、肺心病肺纖維化等。

4.消化系統：胃下垂、胃、十二指腸潰瘍、胃竇炎、淺表性胃炎、慢性闌尾炎、腸粘連、便秘、肝膽等各種疾病。

5.內分泌系統：糖尿病、甲亢(甲狀腺機能亢進)、痛風。

6.泌尿系統：慢性腎炎(腎病綜合症)、膀胱炎、尿儲瘤及腎下垂等。

7.運動系統：風濕性關節炎、肥大性脊柱炎、半月板損傷、腰椎間盤突出症、梨狀肌綜合症、肩周炎、頸椎病、骨折癒合後功能康復。

8.生殖系統：遺精、陽痿、乳腺炎、月經不調、更年期綜合症、閉經、痛經。

9.五官科疾病：近視、遠視、青光眼、視神經萎縮、神經性耳聾、白內障、慢性扁桃體腺炎。

10.皮膚科病：神經性皮炎、蕁痲疹等。

11.腫瘤或癌症患者，以達止痛，增加食慾，改善睡眠，改善精神情緒，使之延長壽命。

二、禁忌症：外氣功治療作用的範圍較為廣泛，但並非什麽病、什麽部位都可以治療。因此，治療前應有醫者檢查診斷，然後決定施何手法及病區的選擇。病情未明確診斷者，不可實施，外氣功治療的禁忌症是相對性的，一般有以下幾方面：

1.發燒及嚴重感染者，如急性靜脈炎等。

2.皮膚病與傳染病的患者，如濕疹、褥瘡以及各種急慢性傳染病等。

3.腫瘤或癌症晚期伴出血的患者。

4.婦女妊娠和不同原因引起的大出血患者。

第六節　外氣功的自我保護及注意事項

一、練功還虛：內丹功是自我鍛鍊、自我保護的一種功法。還必須配合練站樁功。這些功法能達到調動自身精元之氣，達到練精化氣、練氣化神、練神還虛的境界。

二、自我食補：氣功醫師在發功後，需適當地增加一些營養豐富的食物。營養食品選擇：一般是選用含熱量的營養補品。

①高蛋白類的雞鴨鳥蛋、海生動物。

②牛、羊、兔肉等熱量高、易消化的食品。

③纖維素類：新鮮水果、瓜類、蔬菜等。

④有條件時可食用人參、燕窩等補品。但要適量，防止過量易傷精耗液等。

三、攝自然鮮氣：為了補償發放外氣對機體的損耗，食物、高級營養補品是必要的，食物是生命存在的能量來源，發放外氣消耗過多應適當增補，過剩也會造成內臟功能超量而消化吸收不了。

還有一點更為重要的是，任何食物進入體內，要有一個消化吸收、運行排泄過程，要完成這些過程需要內臟正常代謝來完成，而內臟的正常功能代謝需要氧來維持；同時，食物到體內需要酶的氧化，才能被機體吸收，這些說明氧在消化、吸收營養中的重要作用和地位。所以，補法的關鍵是用練氣功的方法多採攝大自然之新鮮空氣，自然鮮氣中含有大量的負氧離子，有促進人體正常代謝作用。故此，才能收到補氣的作用，這是真正的補法。

四、注意事項：發放外氣注意事項，是發放外氣者必須重視的問題，掌握了發放外氣的技能應該保護它，注意正確使用的方法、使用的對象和使用的量，才能做到有利於自身和他人的身心健康。而不致過度或勉強發放外氣，損傷自己也達不到治療的預期效果。切記注意事項如下：

⑴身體疲勞時，或機體過於緊張，不能發放外氣。
⑵未查詢、問清、了解病情作出診斷時，不能發放外氣。
⑶有傳染性疾病，少發或不發放外氣。
⑷癌症病情在無把握的情況下少發，最好是不發放外氣。
⑸發放外氣後體內抵抗力暫時降低，須注意飲食營養補充（補充適量的營養即可）、衛生保健和足夠休息等。
⑹發放外氣後禁止抽煙、飲酒、控制房事。
⑺發放外氣後，不能馬上洗冷水澡或飲生冷食物。
⑻發放外氣後，要及時排除受影響的廢濁病態之氣。
⑼發放外氣後，需適當補氣，補氣要靠自我練功，攝取自然之氣，以壯補體內精元之氣。
⑽練發放外氣和發放外氣治療患者應注意量，適可而止，循序漸進。
⑾自我練功及發放外氣者，必須有師指導下進行訓練，防止出偏。

⑿自我補充營養，要注意適量，勿入過量，易傷精耗氣，最後希望發放外氣者必須有足夠的休息時間。

第四章 手法篇

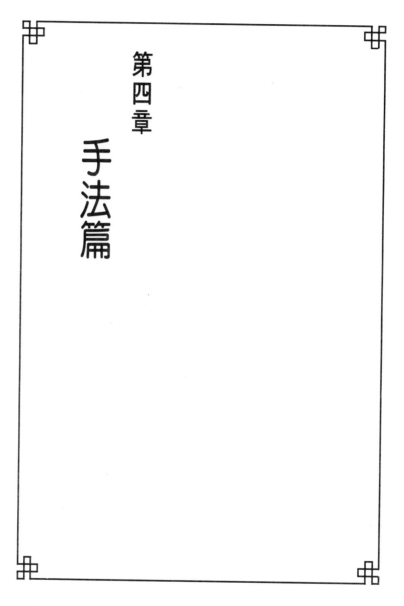

本篇主要介紹醫療外氣功中的氣功點壓法、氣功振顫法、氣功叩擊法、氣功拍打法、氣功捏拿法、氣功按揉法、氣功推摩法、氣功旋滾法等八種手法，供氣功醫師的臨床應用。

在中國醫學文獻中，有關氣功點穴有所記載。但在手法應用上各有特色，其種類甚多。僅就醫療外氣功及臨床氣功點穴治療常見病的主要手法和練習實踐方法介紹如下：

第一節　氣功點壓法

(一)手法與手勢：點壓法的手勢分類及作用方法

1. **掌式點壓法**：以掌部內勞宮穴點壓為主，操作者運氣於掌部再點至患者某部位或經穴處，以達到治療作用（圖42）。

2. **二指禪點壓法**：醫者以手部上二指伸直，其餘指屈握。操作者運氣手指，再點至患者某部位或穴位處，達到治病的作用（圖43）。

3. **單指點壓法**：醫者以中指直立式，其餘指為屈握，再運氣於指點至患者某部位或經穴處，以達到治病作用（圖44）。

4. **拳立點壓法**：醫者採用握掌，以中指屈曲關節（圖45），再運氣於屈曲關節點至患者

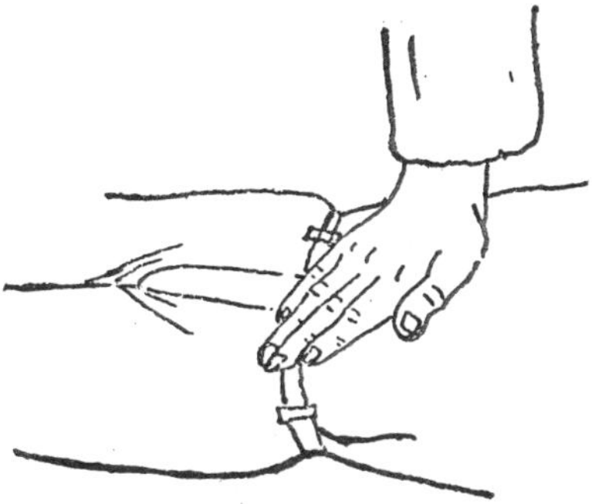

圖42　掌式點壓法

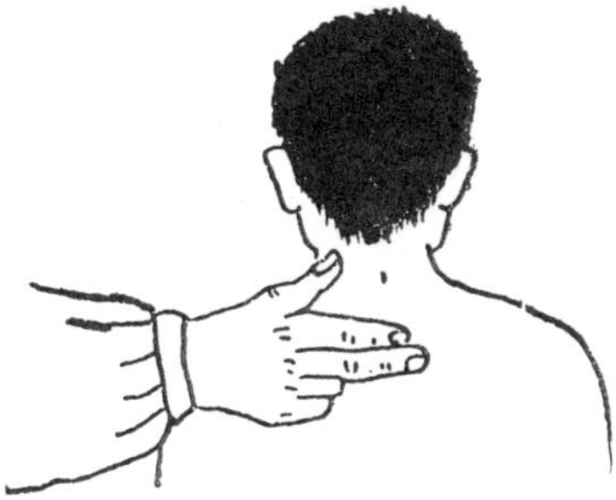

圖43　二指禪點壓法

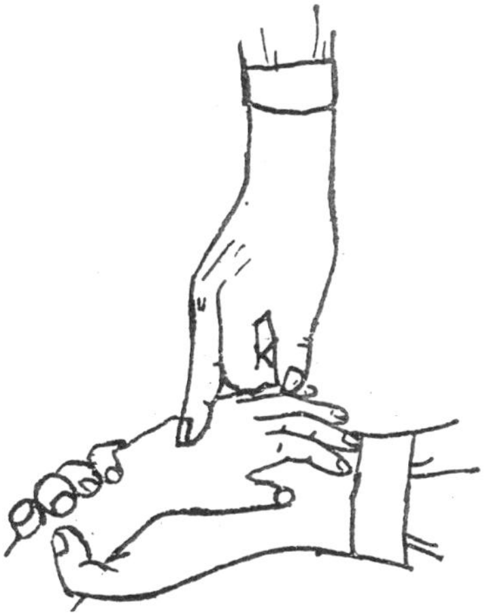

圖44　單指點壓法

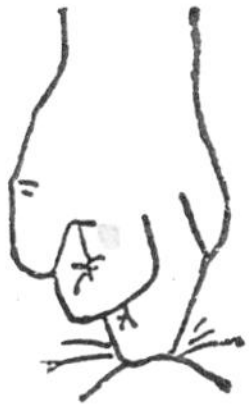

圖45　拳立式點壓法

某部位或經穴處，以達到治病作用。

㈡點壓法要領

點壓法是氣功點穴療法中的基本手法，常見疾病都可以採用選擇相適應的經穴進行氣功點壓治療。治療時要求氣功醫師注意力集中，調節氣息，運丹田之氣，催力、使氣力貫通上臂、前臂、手腕，直達指端迅速地點壓患者相適應的治療部位或經穴處。

㈢注意事項

氣功醫師在操作時，首先要求達到剛中有柔、柔中有剛，並做到意到、氣到、力到，注意不易引起患者皮膚疼痛和損傷為原則。

第二節　氣功振顫法

㈠手法與手勢：氣功醫師一般採用單掌、雙掌及指（圖46），直接輕放於治療部位或經穴處。運氣緩慢振顫施功，達到治療作用。

㈡振顫法要領：振顫法是氣功點穴療法中很重要的手法，對於常見的各種疾病均可採用

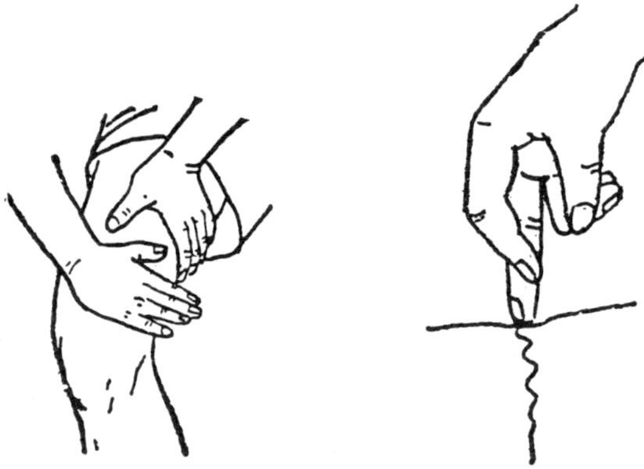

圖46-1、圖46-2　單雙掌振顫法及單指振顫法

選定的經穴及部位進行氣功振顫治療。治療時，要求操作者必須全神貫注，運丹田之氣，上至臂、肘↓腕↓掌指，作用患者某部位或經穴處，達到治病的作用。

㈢**注意事項**：氣功醫師操作時，注意力要集中，以意念引丹田之氣，氣息調勻，緩慢施治。可及時詢問患者有無不適感，隨時變換均勻調息的方法，適當掌握補瀉的原則。

第三節　氣功叩擊法

㈠**手法與手勢**：叩擊法又分為指腹和指尖叩擊法、掌和拳的叩擊法。操作時：⑴氣功醫師以五指指腹合攏（圖47－1）。⑵氣功醫師以五指指尖合攏的叩擊法（圖47－2）。⑶氣功醫師以掌部內勞宮處的叩擊法（圖47－3）。⑷氣功醫師以拳根部為基點的叩擊法（圖47－4）。

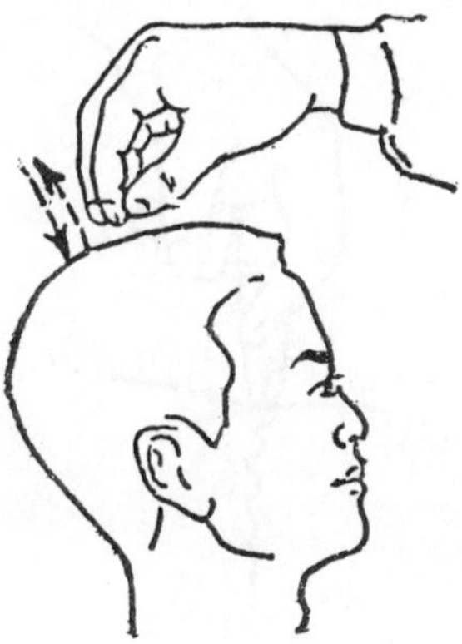

圖47-1　指腹叩擊法

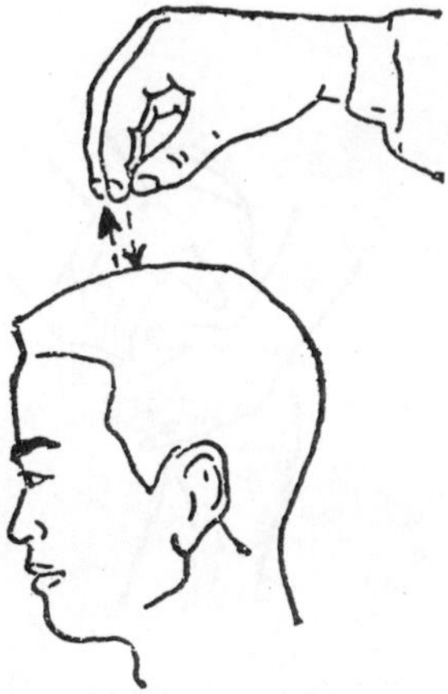

圖47-2　指尖叩擊法

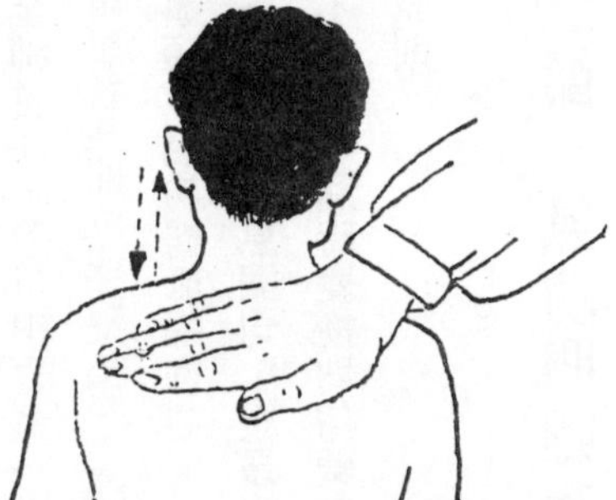

圖47-3　掌部叩擊法

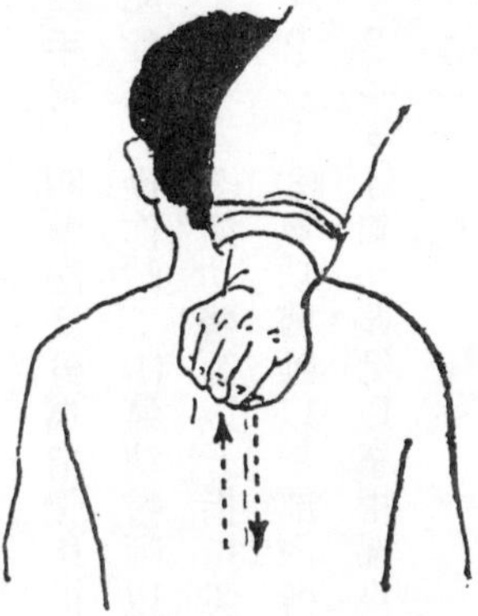

圖47-4　掌根部叩擊法

根據上述各種叩擊法，氣功醫師在運氣後，選擇適宜患者部位或經穴處進行辨證施治。

㈡**叩擊法的要領**：叩擊法的作用點廣，刺激面大，一般各種常見疾病都可採用叩擊法治療。操作時氣功醫師要熟知病情，集中注意力，補瀉要適宜。用意念領氣，以緩慢、輕重適宜的手法叩擊一定的部位及經穴處，達到治病作用。

㈢**注意事項**：叩擊法是氣功點穴療法之一，氣功醫師在操作時，必須掌握叩擊的輕、重、緩、急，勿重叩而傷至患者皮膚及瘀血等。要以意領氣，引丹田氣至手指（掌、拳根部等），再作用於患者治療部位及經穴處，以不損傷爲原則。

第四節　氣功拍打法

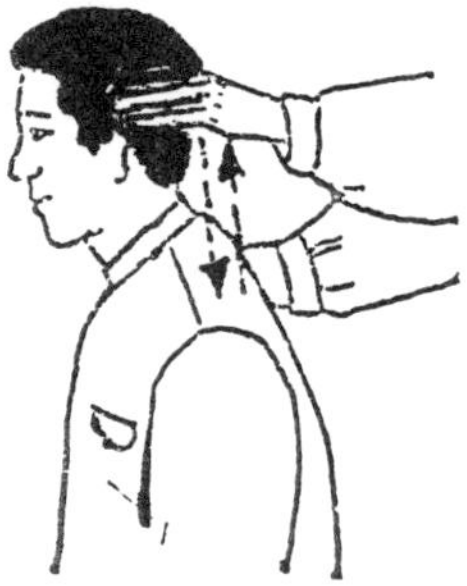

圖48　拍打法

㈠**手法與手勢**：拍打法是氣功醫師以兩手的十指微攏微屈，掌心呈空虛狀。進行拍打時，使指腹與大小魚際直接接觸被拍打部位的皮膚（圖48）。此外，在患處肌肉豐富部位可用空心或半握拳狀，進行拍打治療。

㈡**拍打法要領**：拍打法是一種帶有機械震動性的中等刺激手法，多用於四肢及腰背部，其作用力深透，可達肌肉、關節和骨骼等組織。操作時以肩、肘關節放鬆為固定點，以腕發力，作上下拍打的協調運動，拍打的次數開始每分鐘十～十五次，隨著患者的體質及適應力，可循序漸進地增加拍打次數和強度。拍打法具有行氣、活血、疏通經絡、固腎健脾、強身健體的作用。此外，採用重力拍打可使神經興奮，輕力拍打可使筋骨舒展。

㈢**注意事項**：氣功醫師在治療時，首先要熟知病情，選擇適宜治療部位或經穴。操作時氣功醫師要有較靈活的腕力，動作要求協調、靈活，著力要有彈性，手法上要由輕至重，緩慢進行拍打。

一定要防止因手法過重而引起的不良反應。最後以患者有熱感或輕鬆感覺為宜。

第五節　氣功捏拿法

㈠**手法與手勢**：捏拿法是氣功醫師用手指捏拿肌肉、肌腱的一種手法。操作時，可捏拿患者某一部位肌膚或穴位，用拇指和食、中兩指或其他四指對稱用力，在選定的治療部位上進行一緊一鬆的捏拿治療（圖49—1、49—2）。

㈡**捏拿法要領**：捏拿法是氣功醫師以拇指及其餘四指捏拿起患者局部組織，此部位乃是神經、肌腱、肌肉軟組織豐富之處。然後迅速鬆開，每次治療時以有酸脹感、熱感為宜。捏

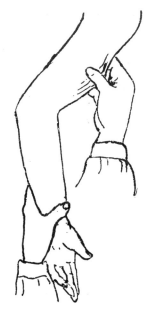

圖49-1　捏拿法

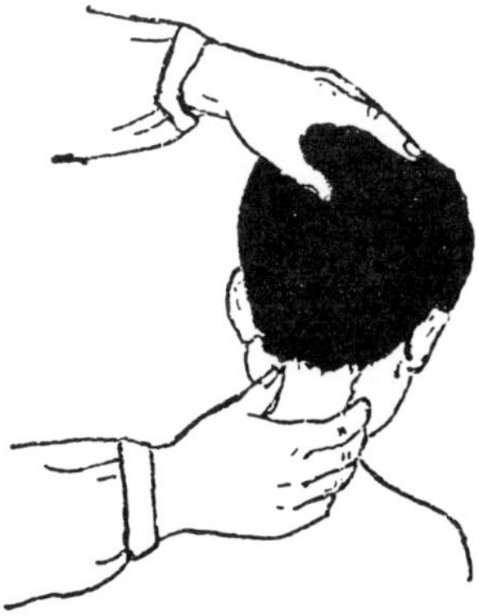

圖49-2　捏拿法

拿法又是一種刺激性較強的興奮性手法，適用於成人及小兒消化系統疾病，如消化不良、腹痛、腹瀉、便秘、嘔吐等。此法有祛風散寒、活血止痛等治療作用。

㈢**注意事項**：氣功醫師在治療時，必須將丹田氣運至手部，再施於患者所需治療的部位及經穴處。注意捏拿以不損傷正常組織為原則。捏拿時的方向與肌膚垂直，可橫向、縱向捏拿。切勿使用重捏而不鬆、重捏時扭轉等不良手法。

第六節　氣功按揉法

㈠**手法與手勢**：按揉法是氣功點

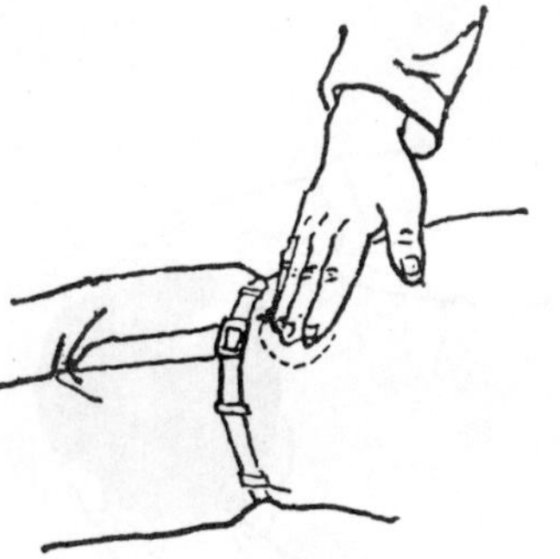

圖50-1　指按揉法

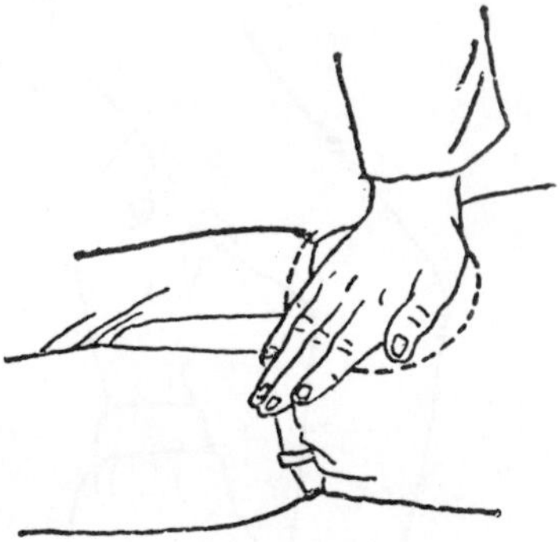

圖50-2　單掌按揉法

穴的基本手法之一，按揉法是氣功醫師運氣後用手指、手掌、肘、足（腳趾用於踩法）按（踩）揉身體某一部位或經穴的一種手法。按揉得深則透達骨骼、關節、臟腑；淺則達到皮肉。患者感到有一定的壓迫感後，持續一定的時間，再緩慢放鬆減壓。可間斷性地一按一鬆，有節奏地按揉。此法按不同部位分類為指、掌、肘按三種方法（圖50—1、50—2、50—3），這些方法操作時必須運氣後進行。

1.指按揉法：氣功醫師採用拇指或其他指面按揉，多用於經穴和痛點（阿是穴）。以患者有熱、脹、酸得氣的感覺，這樣即為適度。此法可雙指或單指進行操作（圖50—1）。

2.掌按揉法：氣功醫師用掌心或掌根部按揉，掌用於腰、背、腹部等。按腰背部由上而下或由下而上地逐漸移動。按揉力必須隨運氣進行。此法可用單掌操作，也可用雙手掌相疊按揉。如按揉腹部時可單手掌操作，並須隨患者呼吸起伏，呼氣按揉壓，吸氣放鬆（圖50—2）。

3.肘按法：氣功醫師採用屈肘的頂部按揉。多用於軟組織豐滿的深在部位或穴位上。如按腰、臀部或環跳穴（圖50—3）。

㈡**按揉法要領：**此法是氣功點穴療法中最常見的基本手法之一。一般常見病症即可採用相適應的經穴或部位，進行按揉治療。氣功醫師要熟悉操作方法、明確疾病診斷。在治療時必須意念集中，引丹田之氣，再作用於患者所需治療的部位及經穴。使之達到舒筋骨、祛寒邪、解痙止痛的作用。

㈢**注意事項：**上述氣功按揉法，操作時，氣功醫師的手指作用點在患者治療部位上不宜用力滑動或移動，也禁用按揉時不緩緩移動，以防止患者皮膚或軟組織損傷，避免不應有的痛苦。

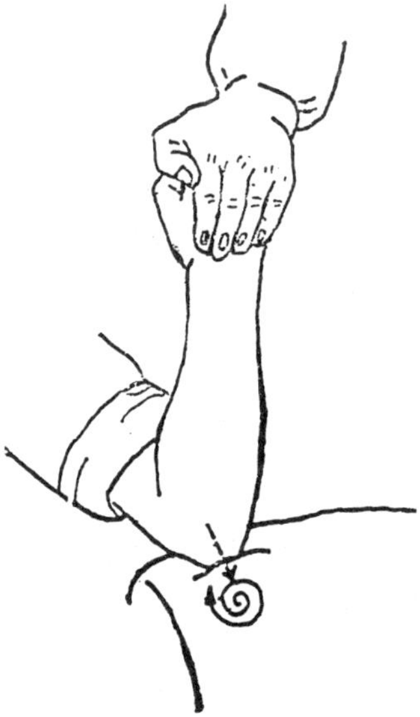

圖50-3　肘部按揉法

第七節　氣功推摩法

㈠**手法與手勢：**推摩法是指氣功醫師在運氣後，採用手指或手掌在患者體表或

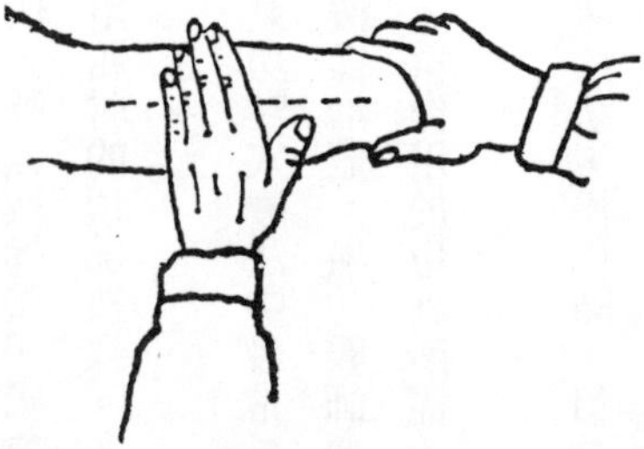

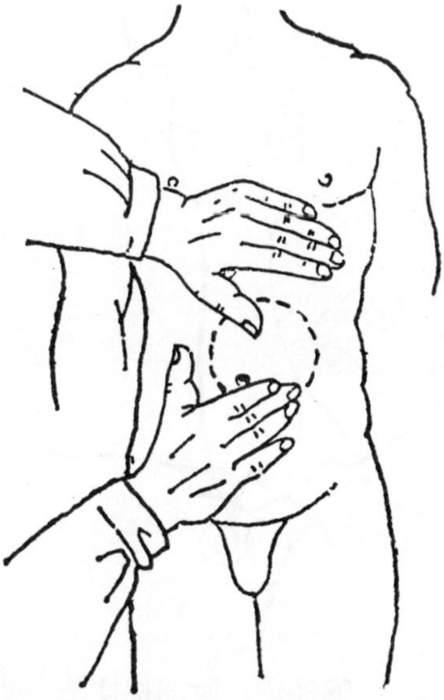

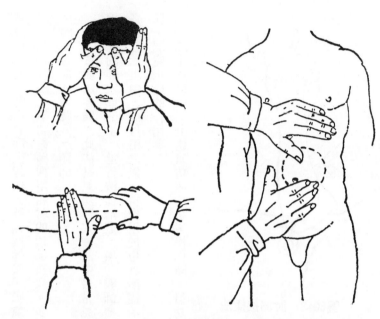

圖51-1　指推摩法　　圖51-2　掌推摩法　　圖51-3　掌推摩法

某經穴上做前後、上下或左右推摩的手法。操作時，作用力溫和而深淺適宜，可達到皮或皮下。推摩法的頻率要依照病情需要而定，開始稍慢、逐漸增快。根據此法的不同部位及作用，分為指、掌推摩法。又可分為分推、單指、雙指、掌、掌根等幾種推摩方法。

1.指推摩法：用指的指面接觸患者體表某部或經穴上作回旋或分推摩的動作，稱為指推摩法（圖51—1）。常用於頭、面、背、四肢部位或經穴處，如分推印堂穴。

2.掌推摩法：用手掌在患者機體或某穴位上進行運氣推摩，稱為掌推摩法（圖51—2、51—3）。此法多用於胸、腹、背、四肢等部位，對改善血液循環和呼吸功能有良好的作用。此外還有拇指、掌根、小魚際等其他推法，這裡不作介紹，在治療時可按照上述兩種方法，靈活辨病選擇。

㈡**推摩法要領**：本法是氣功點穴治療中很重要的手法。對於常見的許多疾病均可採用相應經穴及部位進行氣功推摩治療。治療時，要求操作者必須全神集中，將丹田氣運至上臂→肘→腕→掌指。作用患者某部位或經穴處。達到治病的作用。

㈢**注意事項**：

1.推摩的速度與用力：根據著力的強弱和推進速度的大小，掌推摩又分輕推摩與重推摩兩種。輕推摩時速度較快，每分鐘約七十～八十次，用力也較小；重推摩時速度較慢，每分鐘約四十次左右，用力較重。雙掌反覆連續推摩。輕推摩法可使血液循環加快；重推摩法具有鬆馳肌肉、消除疾疼等使用。

2.推摩法的方向與治病作用：推摩法又有裡外、遠近、內外之分。

①由裡向外推摩（由胸腹到四肢末梢），稱為遠心推摩，可行血通氣作用。

②由外向內推摩（或從四肢末梢到胸腹），稱為近心性推摩法。可活血化瘀，清理病邪。

③以某穴位或患部為中心向外推摩，稱為外分法。可具有消腫散結的作用。

④以某穴位或患部為中心向內推摩，稱為內聚法。可具有活血消腫的作用。

⑤推摩法並不是朝著一個方向去。推摩出三次回一次，稱為「三推摩一回」，推摩出一次回三次，稱為「一推摩三回」。三推摩一回用於遠心推摩，具有調理氣血作用。用於近心推摩有活血化淤的作用。一推摩三回用在遠心推摩，則有補氣作用。用在近心推摩則能散氣。

上述每一種推摩法都應辨證病情合理使用。必須熟悉掌握治療手法，方能達到治療疾病的作用。

第八節　氣功旋滾法

㈠**手法與手勢**：旋滾法是指氣功醫師運氣後採用手背在患者機體或某穴位處進行旋滾的一種手法。操作時：氣功醫師手掌呈半握拳狀，用小魚際的側面接觸旋滾治療部位，以腕關節作連續而有節律的旋滾法（圖52）。

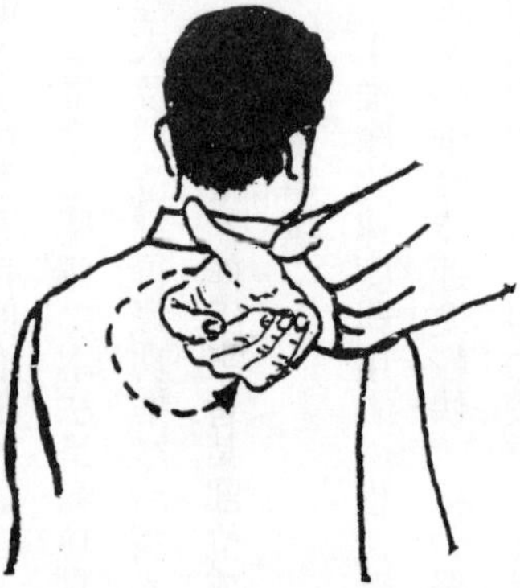

圖52　背部旋滾法

㈡**旋滾法要領**：氣功醫師肘關節微曲，以掌背小魚際附著於患者經穴或治療部位上，以腕發力、使之掌背第三、四、五掌骨和前臂，用定量壓力、進行不間斷地滾動。操作時要求氣功醫師收氣運至手背外勞宮處，以患者感熱及輕鬆為宜。

㈢**注意事項：**在用旋滾法時，用力要均勻，旋滾的手背如貼附在身體上一樣，手的壓力要持續進行。不要發生跳動、打擊和摩擦。旋滾可在某一定關節部位或穴位，也可根據肌群或經絡走向循序漸進地旋滾。旋滾法的作用較深以達肌層為宜。由於作用較深和作用面積大，應防止機體組織損傷。

旋滾法是氣功點穴療法中重要手法之一。它具有舒筋活血、散瘀止痛、除寒祛邪等作用，多用於內科的一些慢性疾病和危重體弱病人的治療和保健。

第五章 輔功篇

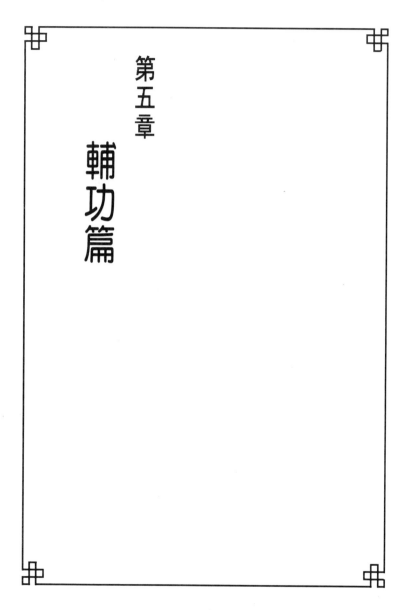

本篇主要介紹以健美形體，強腰壯腎、調理脾胃、明目健肝爲目的。主治頸、肩、腰腿骨關節病、脾胃、眼、肝等有關疾病，具有保健預防作用。

第一節 減肥健美功

肥胖病，其原因有兩種，分內因和外因。內因引起的肥胖病也叫腦型或內分泌腺機能障礙型肥胖病，它主要原因是腦垂體、性腺、甲狀腺機能低下所致。另一種是由於進食過多，缺乏體育活動，或從事體力勞動和坐著工作等生活習慣所致。

患有肥胖病的病人因攝取碳水化合物後，碳水化合物較正常人多，然後形成脂肪而蓄積於脂肪組織中，又不易變成動物澱粉藏於肝臟和肌肉內，故此肥胖病患者比健康人容易感到飢餓，也難以控制規定的飲食。一般的肥胖病患者，由於腹部脂肪增厚，行動不便，體力活動時往往會引起呼吸困難或造成血壓升高等其它症狀的加重。因此，人們減肥也必須從加強腹肌鍛鍊開始。所以，對於肥胖病的患者，應早期進行各種有利增強腹肌鍛鍊的運動，是減肥的關鍵，也是特別有效的。

本功練法的主要目的，常進行腹肌練習，首先是對腹腔內臟起一個按摩作用，此作用可改善胃腸血液循環和消化吸收功能。又能達到減輕患者體重和增強心肺功能的有效目的。

練功時採用順氣自然、深吸慢呼的腹式呼吸法，同時呼吸隨意，以意領氣，心意相合等特點。練功時間飯後一～二小時即可，空腹練功最佳，早晨五～六時。

下面分別介紹每勢練功姿勢及作用：

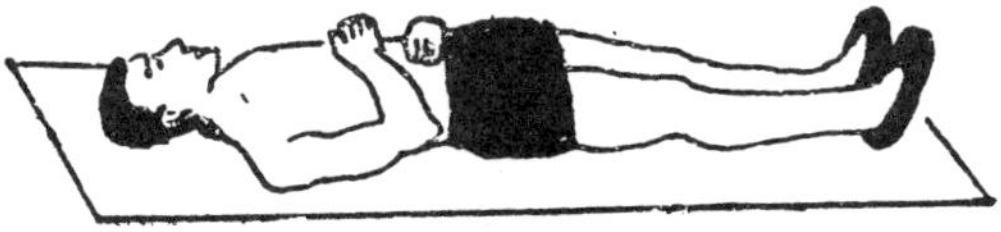

圖53　腹式呼吸法

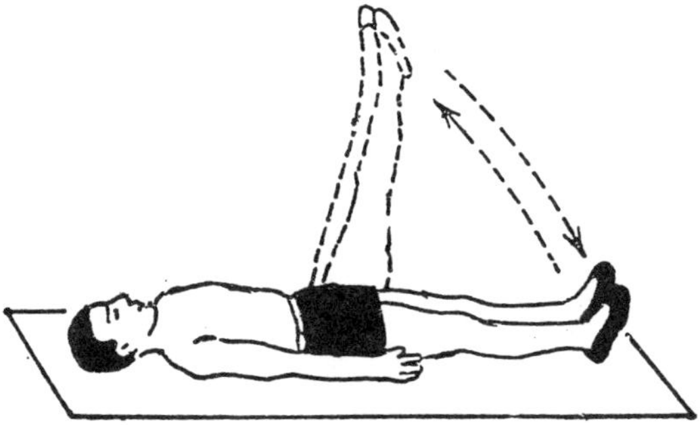

圖54　雙腿直上抬法

第一勢　腹式呼吸法

1.練功姿勢：練功者可採用仰臥位，兩手分別放在胸、腹部，做緩慢呼吸動作。

2.練功作用：主要可發展胸肋及膈肌作用。

3.練功時間：每次練功時間為三～五分鐘（圖53）。

第二勢　雙腿直上抬法

1.練功姿勢：練功者可採用仰臥位，做雙腿伸直抬高運動法，呼吸自然，意守丹田。

2.練功作用：主要是增強腹部

及髖肌力的作用。

3.練功時間：每次練功時間為三～五分鐘（圖54）。

第三勢　仰臥起坐法

1.練功姿勢：練功者可採用仰臥位，做起坐練習，體強者，可兩臂後屈，兩手抱枕部，做起坐運動，還可以做仰臥直角坐，手觸腳尖。體弱者可借物或人的助力壓按踝部起坐。呼吸隨起坐運動，意念守在湧泉和中丹田。

2.練功作用：主要增強腹部肌肉力量。

3.練功時間：每次練功時間為三～五分鐘（圖55）

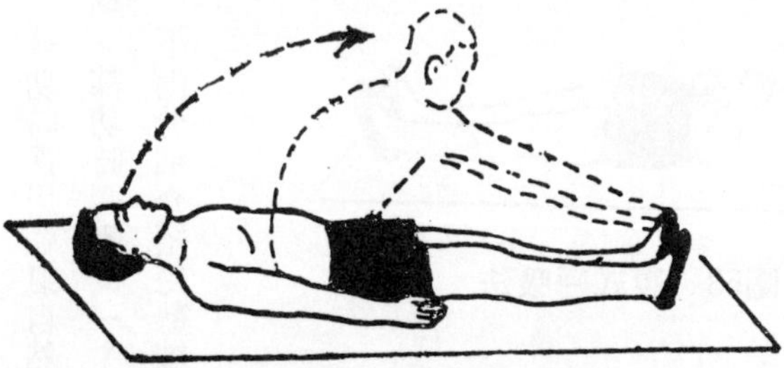

圖55　仰臥起坐法

第四勢　屈雙膝挺腰法

1.練功姿勢：練功者可採用仰臥位，兩臂屈肘或伸直腿跟靠近臀部，兩腳掌、肘關節或肩頭部為支點，做挺腰動作，同時提肛收腹為吸氣，放鬆時為呼氣，要求練功時配合呼吸，療效最好，意念守在中丹田或後丹田（命門）。

2.練功作用：有培補亢氣和腎氣，以達到鍛鍊和增強腹部與腰背部的肌力作用。

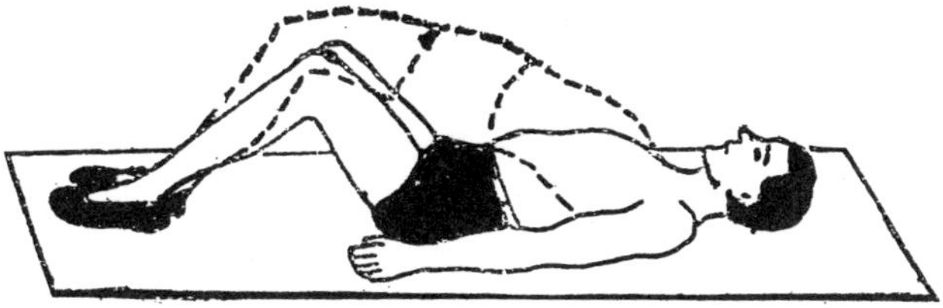

圖56　屈雙膝挺腰法

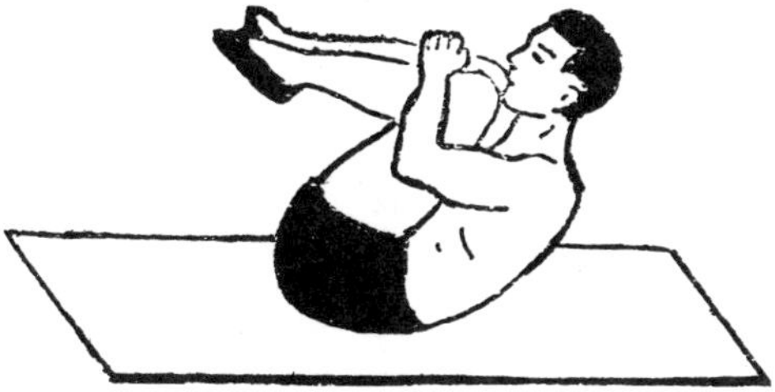

圖57　壓腹練功法

3.練功時間：每次練功時間為三～五分鐘（圖56）

第五勢　壓腹練功法

1.練功姿勢：練功者可採用仰臥位，然後用雙手抱雙腿壓腹部練習的方法。

2.練功作用：主要是增強腹肌，擴充伸展腰肌作用。

3.練功時間：每次練功時間為三～五分鐘（圖57）

第六勢　蹬自行車練功法

1.練功姿勢：練功者可採用仰臥位，兩腿懸空，膝關節屈曲做蹬自行車運動，呼吸隨運動進行，意念守丹田。

2.練功作用：主要增強髂腰

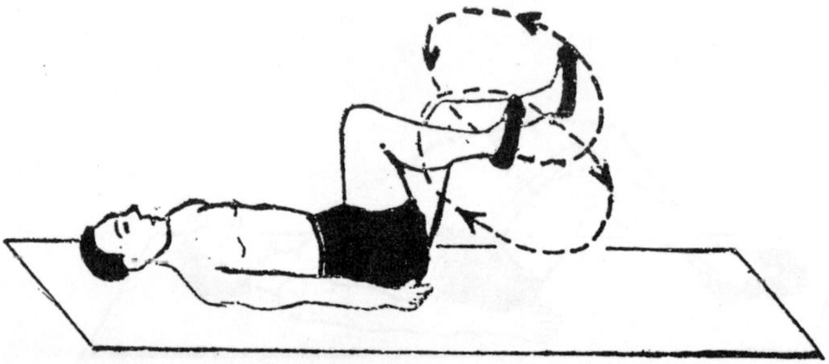

圖58　蹬自行車練功法

肌、腹肌及骨盆底肌的作用。

3.練功時間：每次練功時間為三～五分鐘（圖58）

除上述作者所介紹的六種減肥症練功方法外，還可以配合一些體育活動，如慢跑步、游泳等。多做一些加強腹背運動和下肢運動，對增強腹肌減輕體重也有很好的療效。

練功的次數、時間，要因人、因症狀、因時進行鍛鍊，也可選擇其中一勢反覆練習。全套動作，只要每日堅持進行一～二次有效的鍛鍊，將會收到很好效果。不過初練時，不可過猛，以免有腹部酸痛感，這也是正常現象。可繼續堅持，循序漸進，效果是顯著的。

第二節　氣功八段錦

氣功八段錦是用古代保健操八段錦，再加上氣功的調息（呼吸）及調心（意念）編組而成的。我們在臨床實踐中體會到：氣功八段錦的動作簡單，容易掌握；運動量可大可小，可因人因病選擇其全套、練其數節或反覆練其中一節，都有健身和防治慢性病的效果。氣功八段錦是一種動功，它具有氣功和保健運動兩方面的特點。其作用是：①能增強四肢肌力，發展胸部肌肉，使人體健美；②防治脊柱後突與側彎等不良姿勢；③防治某些常見慢性病，如頸椎病、腰腿痛及腸胃病；④堅持練功者還能健腦強身，延年益壽。

氣功八段錦可在早上或晚間，選擇空氣好、環境美的地方（如公園或樹林中）進行，每次可練十五～三十分鐘。

第一勢　兩手托天理三焦

1.預備姿勢：兩腳平行站立，兩臂自然下垂，目視前方。

2.練功要領：兩臂緩緩自體側向上高舉，同時兩手手指交叉翻掌成掌心向上，兩手指尖相對，兩肘用力挺直，兩掌如托天爭力。同時兩眼看手，挺胸收腹，展腰，然後兩手及臂從左右體側緩緩放下。上落下落交替進行（圖59）。

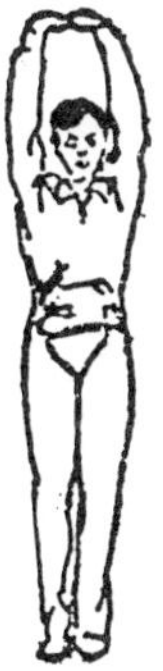

圖59

3.意念與呼吸法：以意領氣，升降開合，氣隨勢行。即在大腦意念的調節下，當兩手上舉、翻掌托天時進行吸氣；當兩手向兩側展開下落時進行呼氣，如此反覆進行。

4.適應症與作用：適合於健美減肥，能防止駝背，增強胸部肌肉和擴大胸廓活動範圍，增強呼吸功能。並有改善脊柱功能，防治頸椎病、肩周炎、脊柱側彎等病症的作用。

第二勢　左右開弓似射雕

1.預備姿勢：兩腳平行站立與肩同寬，兩臂自然下垂目視前方。

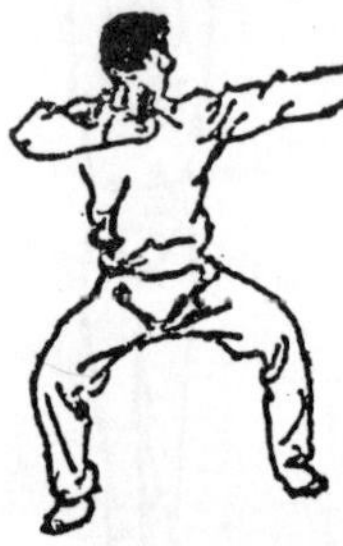

圖60

2.練功要領：左腳向左跨出一步，站成馬襠勢，上身正直，兩臂在胸前交叉，左臂在內，右臂在外，手指張開。先右手往右推，同時左手變成爪形拳往左拉，如同拉弓勢，直至右臂伸直，左肘尖向左側挺，兩眼視外推的右手。然後以同樣方法換左手往右側推手，右側拉弓。左右兩側交替進行（圖60）。

3.意念與呼吸法：以意領氣至外推手，拉弓時吸氣，收回時呼氣。

4.適應症與作用：主要防治頸肩部疾病、腰腿痛、髕骨軟化及骨質增生症。

第三勢　調理脾胃單舉手

1.預備姿勢：兩腳平行站立，兩臂自然下垂，目視前方。

2.練功要領：右手翻掌從右側上舉，五指併攏，右臂用力挺直，掌心向上，指尖向左，同時左手掌心向下用力下按，指尖向前。再左手翻掌從左側上舉，五指併攏，左臂用力挺直，掌心向上，指尖向右，右手從右側落下，掌心下按，指尖向前，左右交替進行（圖61）。

3.意念與呼吸法：以意領氣，隨勢運行，上舉手接陽氣，下按手沉濁氣。上舉下按時吸氣，兩臂回收時呼氣。

4.適應症與作用：主要調節脾胃功能，防治消化系統疾病、肩部疾病、上肢無力等。

第四勢　五勞七傷望後瞧

1.預備姿勢：兩腳立正，頭頸正直，兩臂自然下垂，兩手掌心貼腿旁。

2.練功要領：挺胸，兩肩稍向後引，同時頭慢慢向左轉，眼望後方，還原；再同樣向右側轉頭，向右瞧。左右交替進行（圖62）。

3.意念與呼吸法：進行腹式呼吸，向後瞧時吸氣，還原時呼氣，意守丹田（臍下一・五寸氣海穴處）。

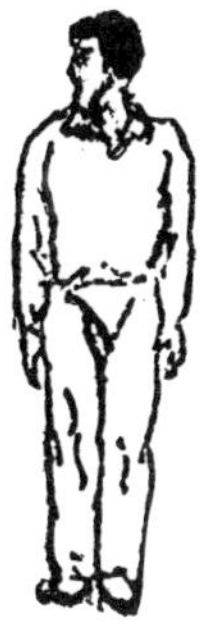

圖62

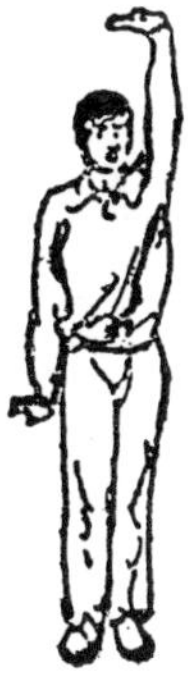

圖61

4.適應症與作用：主要防治頸椎病及脊椎炎等。

第五勢　搖頭擺尾去心火

1.預備姿勢：雙腳分開相距約三腳長，屈膝成馬步站樁勢，兩手扶膝，虎口向裡，要求上體保持正直。

2.練功要領：上體向左前俯深屈，頭隨之垂下，並向右側擺動搖頭，臀部略向左擺，然後復原成預備勢。接著上體向右前方前俯深屈，頭隨之垂下，並向左側擺動搖頭

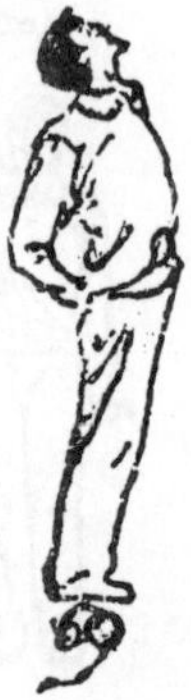

圖64-2

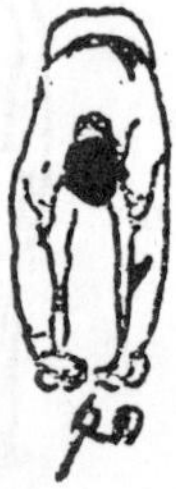

圖64-1

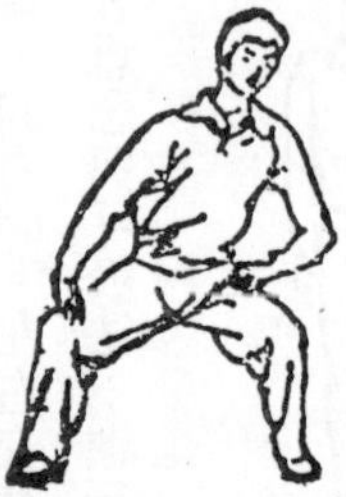

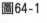

圖63

，同時臀部略向右擺，然後回至復原勢。左右交替進行（圖63）。

3.意念與呼吸法：練功時集中思想意守丹田，呼吸順乎自然。

4.適應症與作用：主要防治神經衰弱、煩躁易怒、有安神作用，並改善腰及膝關節的運動功能。

第六勢　兩手攀足固腎腰

1.預備姿勢：鬆體直立，兩腳分開。

2.練功要領：上體緩緩向前彎腰深屈，兩膝儘量保持伸直，同時兩臂下垂，兩手觸摸足趾，目視兩手。然後做腰部後伸動作，兩手隨之放於背後腎俞或命門穴上，上體逐漸後仰，以能站穩為宜，前挺後仰交替進行（圖64—1、64—2）。

3.意念與呼吸法：以意領氣隨兩手運行，腰前屈時呼氣，腰後仰時吸氣，意念隨吸氣將氣沉入後丹田，以壯腰強腎。

4.適應症與作用：主要加強腰腎功能，適用於腰痛患者。

第七勢　攢拳怒目增氣力

1.預備姿勢：兩腿開立屈膝站成馬襠勢，兩手握拳放於腰旁，拳心向上。

2.練功要領：右拳向前方緩緩用意擊出，掌心向下做伸拳運動。同時左拳用力緊握，左肘後挺，兩眼睜大向前虎視，然後將右拳收於腰旁。再將左拳向前緩緩用意擊出，同時右拳用力緊握，右肘後挺，兩眼虎視，還原。左右手交替進行（圖65）。

3.意念與呼吸法：以意化力，擊拳時要用意增力。要求拳擊出時吸氣，收回時隨意呼氣，沉入中丹田，借以蓄氣促力。

4.適應症與作用：防治頸、肩、腰部疾病，增強四肢及全身的氣力。

第八勢　背後七顛百病消

1.預備姿勢：鬆體直立，兩腳靠攏，兩手掌貼於大腿處。

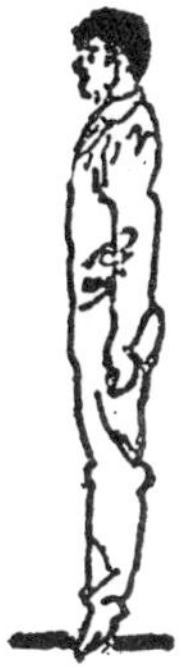

圖66

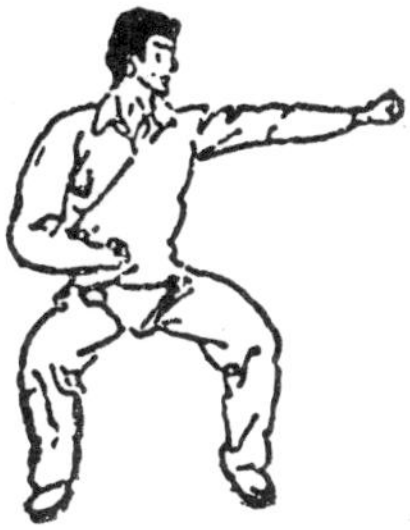

圖65

2.練功要領：挺胸腿直，頭用力上頂，同時腳跟儘量離地踮起。然後腳跟放下復原。踮起放下交替進行（圖66）。

3.意念呼吸法：以意領氣，氣隨勢行，頭上頂與足跟踮起時吸氣，足跟下落時呼氣。

4.適應症與作用：主要用於調達全身經絡臟腑改善其功能。練習時用意念向下導引，還可降血壓。

第三節　增視運目功

運目功，又稱為眼功；它是專門鍛鍊眼部、改善和提高視力、保護眼睛的一種保健療法。

一、練功要領：取站位或坐位均可。站位時，兩腳開立與肩同寬，兩手合於丹田（臍下氣海穴），坐位時，正坐兩手置胸，身鬆、腦靜；練功時由快到慢，氣血運行均勻無息。

二、練功方法：本功法分為「運經功」、「運視功」、「運點功」、「運按功」四種練法。

1.運經功：指循肝經運氣去病法，功勢與要領同前，閉目、鬆體，意念循肝經起於大敦穴（拇趾外側處）；沿小腿、大腿內側入腹部上至期門穴，沿咽喉部上穿入雙眼部，睜開雙眼視前方數公尺外固定目標，意想除去眼內濁氣等重複練習（圖67）。

2.運視功：指沿眼周圍運視法，功勢要領同前，閉目、鬆體，意念集中，先閉目內視雙眼睛上下、左右、正視，然後從左至右、後從右至左旋視等重複練習（見圖68—1、68—2、68—3）

3.運點功：指運氣時選某一點的練法。功勢與要領同前，閉目、鬆體、意念集中，先遠望數公尺外的某一固定點（如樹木或花草），睜目虎視法和閉目內視法，而後雙眼一睜一閉

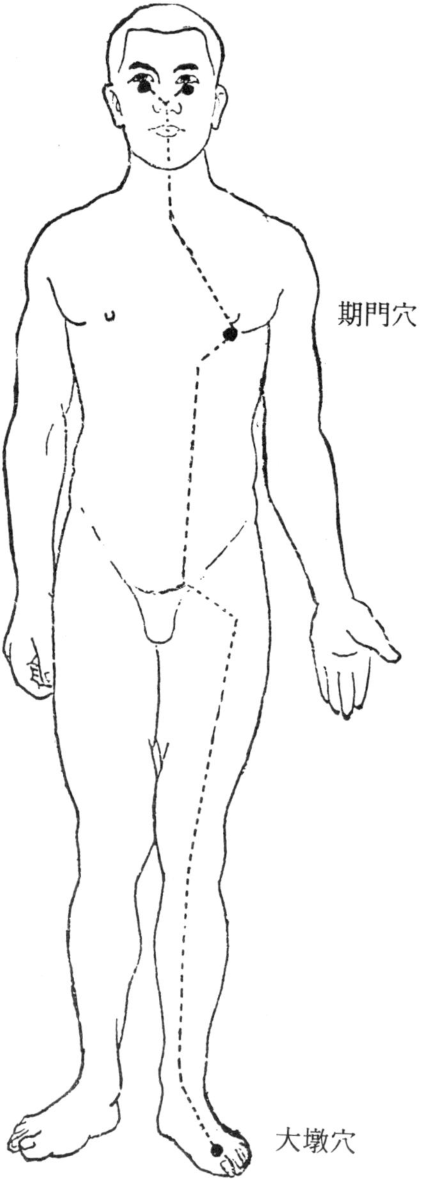

圖67　運經功

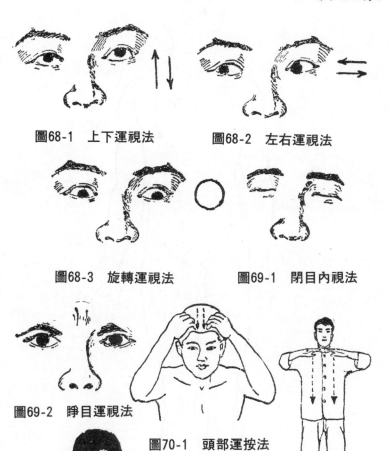

圖68-1　上下運視法

圖68-2　左右運視法

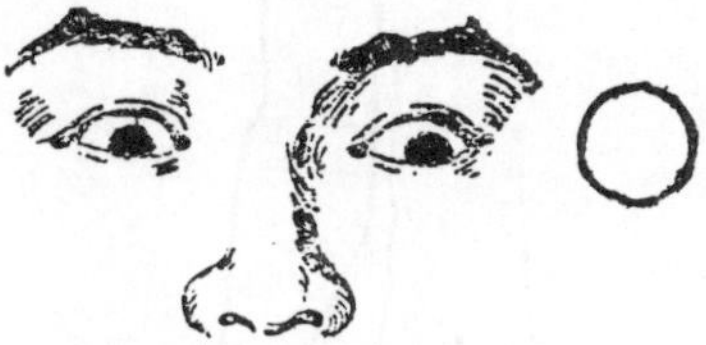

圖68-3　旋轉運視法

圖69-1　閉目內視法

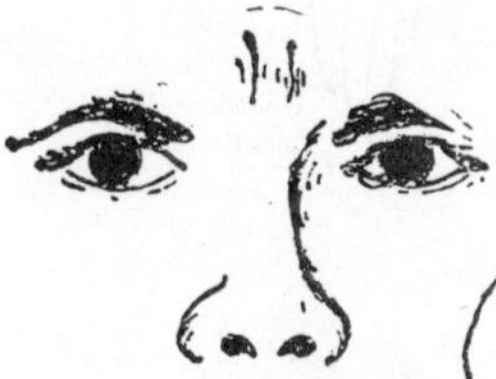

圖69-2　睜目運視法

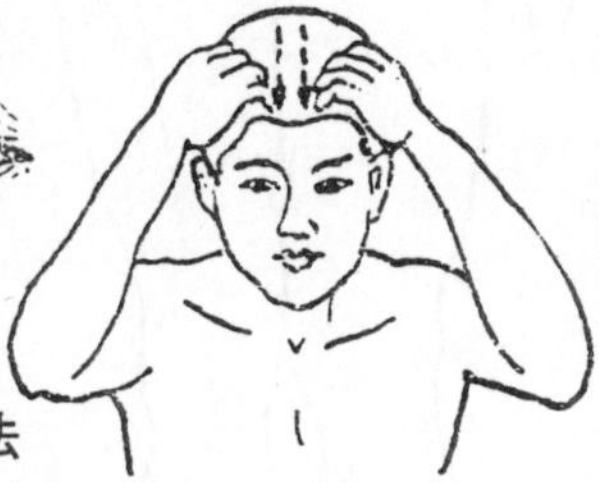

圖70-1　頭部運按法

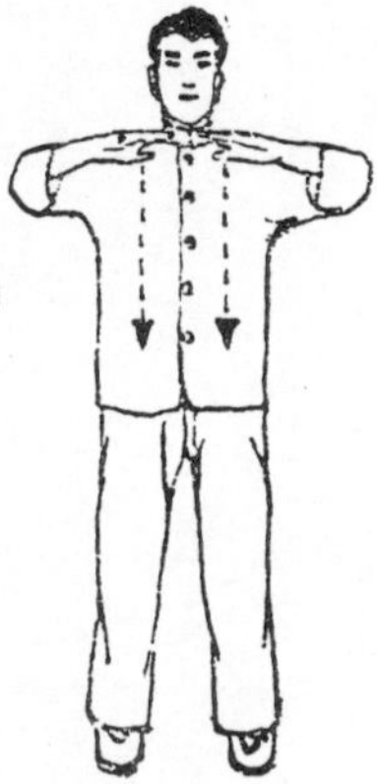

圖71　收勢

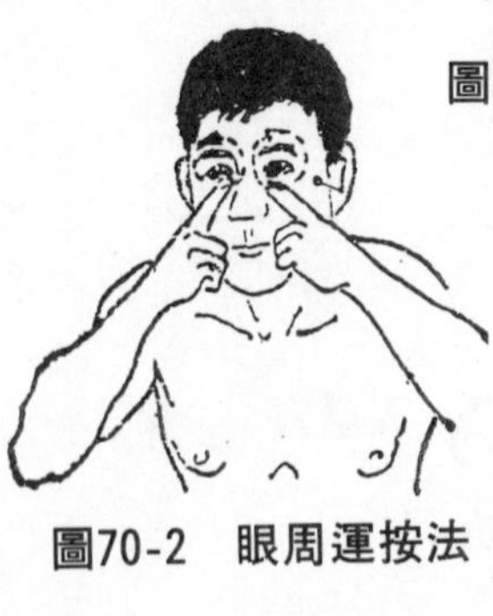

圖70-2　眼周運按法

，如此重複進行即可（見圖69—1、69—2）。

4.運按功：即運氣於指以意點按眼部經穴法；功勢與要領同前，閉目、鬆體、意念集中，意領氣於兩手劍指（食指或中指）進行點按。①先從百會，然後氣沿督脈，經神庭注入印堂穴（百會→神庭→印堂）（見圖70—1）。②再沿雙眼周圍循穴進行；即從印堂→攢竹→沿眉（魚腰）→絲竹空，眼角（瞳子髎）→球後→承泣→健明→終睛明，運按一周。即先自左眼眉弓至右眼眉弓，反自右眶下運至左眶下，順逆方向各七圈（見圖70—2）。③再從百會→印堂→分循兩眉左右繞眼睛周圍，經睛明下至鼻旁兩迎香穴會於人中，順前胸下至丹田重複練習。

三、收勢：雙手緩慢向前提起至肩平，屈肘，指尖相對，手心朝下，輕輕下按放於體側，或合掌以右手壓左手（女性左手壓右手）貼於少腹部丹田處（見圖71），閉目休息片刻即收功。

四、意念與呼吸：通過調心入靜，自然呼吸，閉目平氣，展眉舒胸，睜眼時吸氣，閉眼時呼氣。意念與呼吸配合協調進行練習。

五、適應症：本功法簡便，須持續鍛鍊一—二個月方能見效。其目的改善眼功能，調節腦神經，糾正和提高青年人眼睛視力，對老年視力衰退、近退、弱視、散光、遠視等也有防治作用。並有健腦強身，對頭痛、神經衰弱、失眠、肝病等都有一定效果。

六、練功效應：

1.氣感反應：練功眼部周圍有熱及輕鬆感，或開始時有流淚等不同感覺，都屬練功後的正常現象。

2.不良反應：練功一—三周。如出現眼花或流淚等不適感覺時，應適當減少練功次數，糾正練功時用力過急，呼吸稍緩慢些再繼續練習。此外，隨著練功的進展，眼中會閃現出紅、黃、綠、藍、白、紫等各種光色（形如點或環）。這些都是正常的好現象，可順其自然。

七、功次與時間：上述功法，每勢每次做七～二十一次；共十五～二十分鐘，每日做一～二次。

病例介紹：患者解××，女，十九歲，一九八三年七月經檢查診為雙眼近視。自覺雙眼視力下降二～三年，既往有臥床看書習慣，並有視處不清，讀書久時有眼部發脹和疲勞感覺。練功二個月後雙眼視力均提高〇‧四以上，視物較前清楚，自覺眼部有疲勞症狀消失。

第六章

經穴篇

本篇主要介紹氣功點穴治療常選用的經絡、穴位及主治病症，治病驗方及讓氣功師及練功者學習了解天人地與丹田的關係，並以圖示闡述。

學習氣功點穴者，首先必須熟悉十四經絡的分布以及循行路線上的主要穴位和主治病症，才能掌握人體氣血運行的規律，以提高治療效果。此外，筆者在臨床實踐中總結其氣功點穴治療經驗體會，並介紹於學者共同探討。

第一節　十四經循行及主治穴位

十四經循行部位與主治穴位表

經絡		循行路線	常用穴位	主治病症
手三陰經	手太陰肺經	胸外側→上肢內面橈側→拇指橈側	中府、尺澤、列缺、少商	胸、肺、咽喉病症
	手厥陰心包經	乳頭外側→胸→上肢內側中央→中指端	天池、間使、內關、大棱、中衝	胸、心、胃神經等病症
	手少陰心經	胸窩→上肢內面尺側→小指橈側	極泉、神門、少海、少衝	腦、心、神志等病症

手三陽經	手陽明大腸經	食指橈側→上肢外面橈側→肩前→頸→下齒→鼻旁	商陽、合谷、曲澤、肩髃、迎香	頭、面、眼、鼻、口、齒咽喉、發熱等病症
	手少陽三焦經	無名指尺側→上肢外面中央→肩上→頸→耳後→眉梢	關衝、中渚、外關、支溝、醫風、絲竹空	側頭、眼、耳、咽喉、胸部、發熱等病症
	手太陽小腸經	小指尺側→上肢外面尺側→肩胛→頸→目下→耳前	少澤、天宗、肩外俞、聽宮	頭、頸、眼、耳、咽喉、神志、發熱等病症
足三陽經	足陽明胃經	眼下→上齒→面→頸前→胸腹→下肢外側前緣→次趾外側	承泣、地倉、頰車、下關、天樞、足三里、厲兌	頭、面、口、齒、咽喉、胃腸、神志、發熱等病症
	足少陽膽經	目外眥→頭頂→頭頂外側→項→胸、腰側面→下肢外側、四趾外側	風池、肩井、環跳、陽陵泉、聽會、陽白、足竅陰	側頭、眼、耳、肝、肋、膽、發熱等病症
	足太陽膀胱經	目內眥→頭頂→頸→脊柱兩側→下肢後面→外踝→小趾外側	睛明、攢竹、肺俞、肝俞、膽俞、脾俞、崑崙、至陰	頭頂、眼、腰、脊背、神志、發熱等病症

足三陰經			
足太陰脾經	拇趾內側↓小腿內面前側↓小腿中央↓大腿內面前側↓胸腹外側	隱白、三陰交、陰陵泉、血海	腹、泌尿、生殖、胃腸、內分泌病等
足厥陰肝經	拇指外側↓小腿內面前側↓大腿內面中央↓前陰部↓脇	大墩、行間、太衝、章門、期門	腹、泌尿、生殖、肝、膽等病症
足少陰腎經	足掌心↓下肢內面後側↓腹胸（靠正中線）	湧泉、太溪、照海、復溜、俞府	腹、泌尿、生殖、肺、咽喉等病症
任脈	會陰部↓胸腹正中線↓頸、下唇正中線	會陰、關元、氣海、中脘、膻中、天突、承漿	咽喉、胸、肺、胃腸、泌尿、生殖內分泌等病症
督脈	尾椎下↓脊柱↓頸↓頭頂正中線↓額鼻、上唇正中線	長強、命門、大椎、百會、上星、人中、齦交	頭面、咽喉、胸、泌尿生殖、神志、內分泌等病症

第二節　常用氣功點穴的分部穴位圖解

在氣功點穴的臨床治療中，必須掌握十四經循行及主治作用，還要熟悉人體分部穴位及其分寸，進行辨證取穴治療，就此分別介紹如下：

一、頭面頸項部（圖72—1、72—2、72—3）

頭　維——前額兩髮角，入髮際五分，當神庭穴旁開四寸五分。

神　庭——鼻直上，入前髮際五分。

百　會——入前髮際五寸，當兩耳尖直上頭頂正中。

風　池——項後枕骨下，大筋外側凹陷中，略與風府穴相平。

風　府——枕骨下，在項後入髮際一寸。

天　柱——在項的後髮際（當第一、二頸椎之間）大筋外側陷中。

太　陽——眉梢外稍下端一橫指陷中。

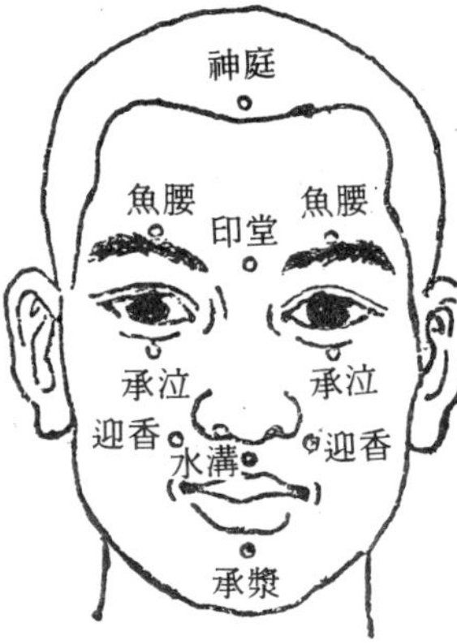

圖72-1　頭面頸項常用穴位

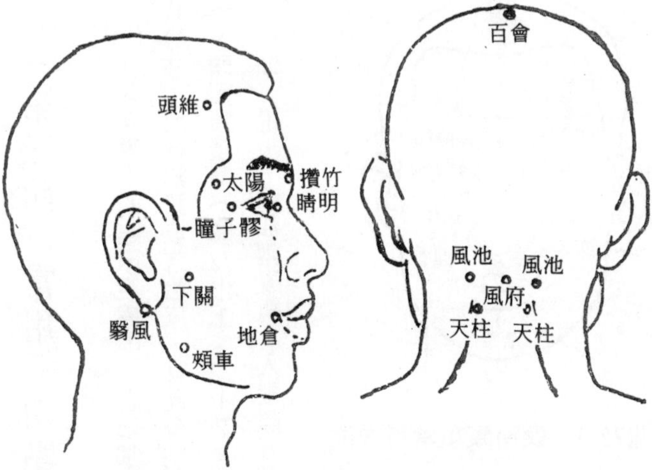

圖72-2、72-3　頭面頸項部常用穴位

攢　竹——眉頭陷中。

睛　明——目內眦角外一分陷中。

印　堂——兩眉之正中，對準鼻尖。

瞳子髎——目外眦角後五分許。

承　泣——目下七分。

迎　香——緊靠鼻孔旁外五分。

下　關——耳前動脈下空下廉，合口有孔，張口則閉。

頰　車——耳下方約一寸，當下頷角嚼肌中。

地　倉——平口角旁四分許。

水　溝——上唇人中溝上三分之一處。

承　漿——下唇下陷凹中。

翳　風——耳垂後，距耳約五分，骨邊陷中。

魚　腰——眉毛當中。

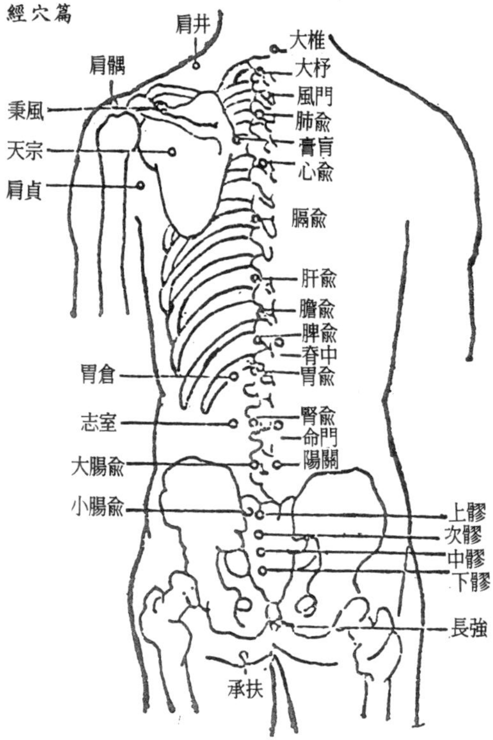

圖73　肩背腰臀部常用穴位

二、肩背腰臀部（圖73）

肩　井——缺盆上，肩胛骨前，當大椎、肩髃兩穴之間，略向前些。

大　椎——第七頸椎棘突下。

大　杼——項後第一椎下旁開一寸五分。

肩　髃——肩端兩骨陷中，舉臂有凹陷之處。

風　門——第二椎下旁開一寸五分。

秉　風——肩胛崗上骨縫空內，近外側緣（曲垣穴外約二寸）。

肺　兪——第三椎下旁開一

寸五分。
膏肓——第四椎下旁開三寸（肩胛骨內緣）。
肩貞——肩胛下兩骨之間，後腋縫紋端上一寸。
心兪——第五椎下旁開一寸五分。
天宗——秉風穴下方（約平第四椎），大骨下陷中。
膈兪——第七椎下旁開一寸五分。
肝兪——第九椎下旁開一寸五分。
膽兪——第十椎下旁開一寸五分。
脾兪——第十一椎下旁開一寸五分。
脊中——第十一椎下。
胃倉——第十二椎下旁開三寸。
胃兪——第十二椎下旁開一寸五分。
志室——第十四椎下（命門穴）旁開三寸（平腎兪穴）。
腎兪——第十四椎下旁開一寸五分。
命門——第十四椎之下（即第二腰椎之下）。
大腸兪——第十六椎下旁開一寸五分。

陽　關——第十六椎之下（即第四腰椎之下）。
小腸俞——第十八椎下（第一骶椎）旁開一寸五分。
上　髎——第十八椎旁，在第一骶骨孔中。
次　髎——第十九椎旁，在第二骶骨孔中。
中　髎——第二十椎旁，在第三骶骨孔中。
下　髎——第二十一椎旁，在第四骶骨孔中。
八　髎——即上、次、中、下髎的總稱。
長　強——尾骶骨端下五分處。
承　扶——臀下橫紋中央。

三、胸腹部（圖74—1、74—2）

雲　門——在巨骨下方，肱骨頭內緣喙突下，距正中線六寸。
中　府——乳上第三肋間，當雲門穴下一寸。
肩內俞——在三角肌前側緣，與肩外前穴相對。
膻　中——胸前正中線，兩乳之中間。
期　門——乳頭直下二肋端，距正中線四寸。
日　月——期門穴下五分。

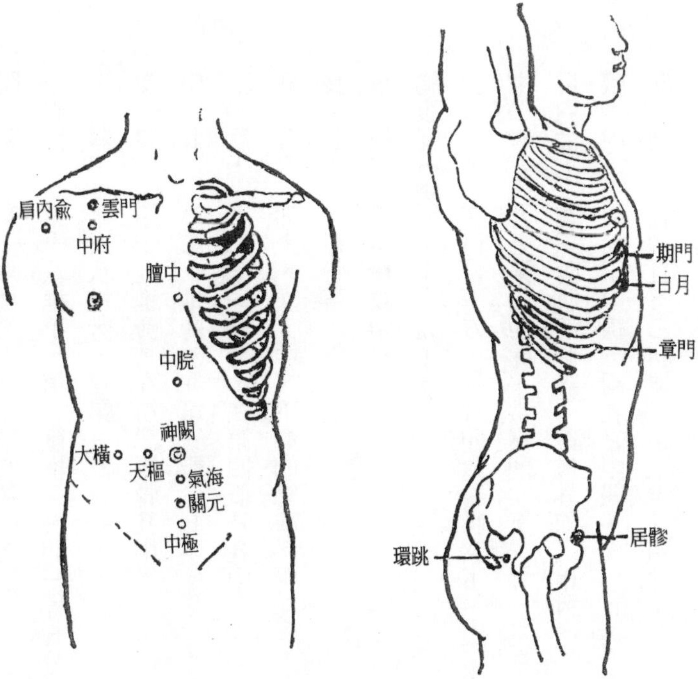

圖74-1、74-2　胸腹部常用穴位

章　門——季肋下，當第十一肋骨之端。

居　髎——髂前上棘三分之一的髖後凹陷處。

環　跳——髀樞中，大轉子的後方，兩足並立有凹陷處。

中　脘——臍上四寸。

大　橫——臍中旁開四寸。

天　樞——臍旁二寸。

神　闕——臍窩的中央。

氣　海——臍下一寸五分。

關　元——臍下三寸。

中　極——臍下四寸。

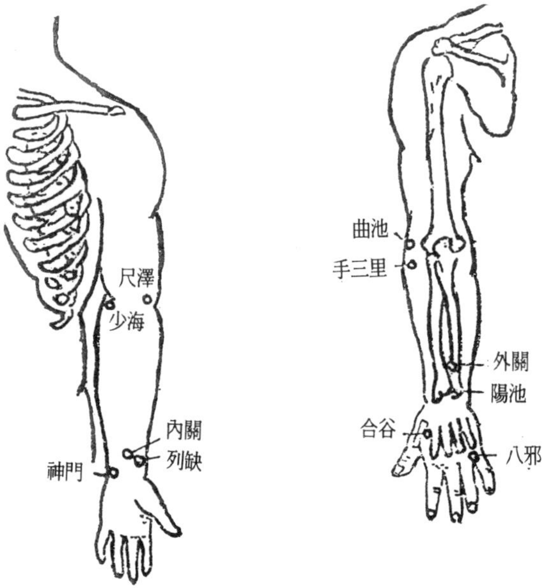

圖75-1、75-2　上肢部常用穴位

四、上肢部（圖75—1、75—2）

少　海——屈肘內側，大骨（肱骨內上髁）前五分許。

尺　澤——肘窩橫紋中，偏拇指側筋外陷中。

內　關——腕橫紋上二寸，兩筋間。

列　缺——腕橫紋上稜側一寸五分，當兩手虎口交叉，食指盡處。

神　門——掌後尺側銳骨之端，腕紋陷中。

曲　池——曲肘外側橫紋頭陷中。

手三里——曲池穴下二寸。

外　關——腕後（陽池穴上）二寸，兩骨間。

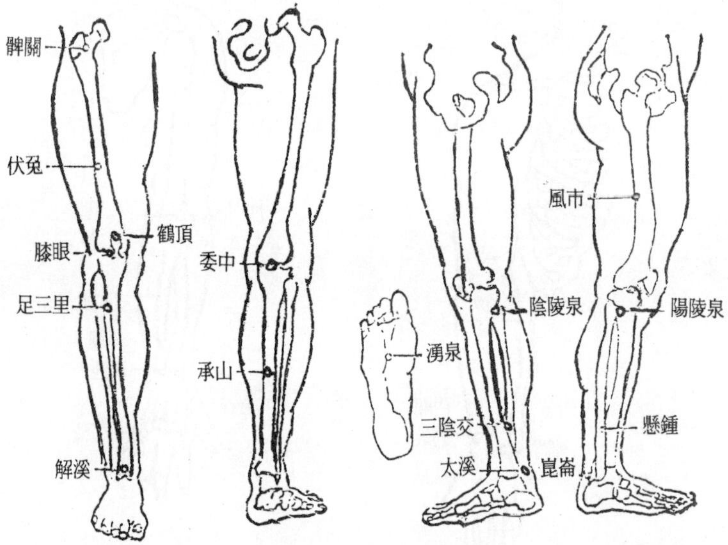

圖76-1、76-2　下肢部常見穴位

陽　池——掌背腕部，無名指直上橫紋陷中。

合　谷——手虎口間，歧骨陷中。

八　邪——兩手指縫間，左右共八個穴點。

五、下肢部（圖76—1、76—2）

髀　關——伏兔之上交紋中。

伏　兔——膝蓋上六寸，肉隆起處。

風　市——直立垂手中指尖盡處，膝上七寸。

鶴　頂——膝蓋骨正中直上一寸。

膝　眼——膝蓋骨下兩旁陷中。

陽陵泉——腓骨頭前陷中，膝下二寸（自髕骨間起）。

陰陵泉——膝下二寸，內輔骨上陷

中，與陽陵泉穴相對稍高些。

足三里——膝眼下三寸，脛骨旁約一寸筋間。

三陰交——內踝正中（去踝）直上三寸。

解　溪——足次趾直上，足背與小腿交界處橫紋中。

委　中——膕窩橫紋正中央。

承　山——小腿肚下，分肉之間陷中。

懸　鍾——足外踝上三寸，腓骨前。

崑　崙——足外踝後五分，跟骨之上陷中。

太　溪——足內踝後五分跟骨上。

湧　泉——足掌心中央（約當足的前五分之二處）。

第三節　氣功點穴治病驗方

常用病症的臨床氣功點穴治療驗方現綜述介紹如下：

一、神經系統有關病症氣功點穴驗方

辨證選穴與配穴：

1.前頭痛。取穴：印堂、前頂、頭維；配穴：上星、外關。
2.頭頂痛。取穴：百會、前頂、後頂；配穴：合谷、風池。
3.後頭痛。取穴：風池、後頂、天柱；配穴：玉枕、合谷。
4.側頭痛。取穴：太陽、頭維、合谷；配穴：風池、外關。
5.頭暈與嗜眠。取穴：合谷、少商、風池；配穴：百會、尺澤。
6.頭暈貧血。取穴：太陽、解溪、半隆；配穴：合谷、足三里。
7.神經衰弱的失眠。取穴：神門、外關、少衝；配穴：合谷、足三里。
8.胃腸疾病的失眠。取穴：足三里、中腕、關元；配穴：內關、氣海、大腸俞。
9.冠心病失眠。取穴：內關、足三里、勞宮；配穴：神門、心俞。
10.內心泌病失眠。取穴：合谷、曲池、肺俞；配穴：三陰交、足三里。

二、呼吸系統有關病症氣功點穴驗方

辨證選穴與配穴：

1.咳嗽。取穴：太淵、雲門；配穴：合谷、尺澤。
2.咳嗽有痰。取穴：肺俞、天突、豐隆；配穴：合谷、尺澤。

3.久患喘啶。取穴：大淵、雲門、肺兪；配穴：尺澤、合谷。
4.喘息。取穴：天突、合谷、膻中；配穴：後溪、足三里。
5.前胸痛。取穴：內關、曲池、大陵；配穴：膻中、合谷。
6.後胸痛。取穴：外關、天宗、支溝；配穴：委中、章門。

三、消化系統有關病症氣功點穴驗方

辨證選穴與配穴：

1.某些熱病所致的。取穴：金津、玉液；配穴：內關、足三里。
2.胸部疾病所致的。取穴：合谷、少商、足三里；配穴：膻中、尺澤。
3.胃腸疾病所致的。取穴：足三里、內關、中脘；配穴：關元、胃兪。
4.內耳疾病所致的。取穴：風池、翳風、天柱；配穴：合谷、尺澤。
5.婦科疾病所致的。取穴：三陰交、合谷、血海；配穴：氣海、足三里。
6.食慾不振。取穴：足三里、曲池、支溝；配穴：中脘、內關。
7.胃痛。取穴：足三里、中脘、內關；配穴：幽門、章門。
8.胃酸過多。取穴：胃兪、大腸兪、內關；配穴：足三里、大杼。
9.胃酸缺乏。取穴：肝兪、胃兪、中脘；配穴：內關、足三里。

10.腹瀉。取穴：天樞、內關、足三里；配穴：氣海、三陰交。
11.便秘。取穴：足三里、天樞、大腸俞；配穴：陽陵泉、太白。
12.大便失禁。取穴：八髎、氣海、關元；配穴：足三里、命門。
13.嘔血。取穴：大陵、合谷、氣海；配穴：足三里、內關。
14.腹水。取穴：合谷、足三里、支溝；配穴：三陰交、內關。

四、運動系統有關病症氣功點穴驗方

辨證選穴與配穴：

㈠頸、肩、背、腰、骶部疼痛和運動障礙：

1.頸部痛。取穴：完骨、風池、合谷；配穴：列缺、大杼。
2.肩部痛。肩胛上部：取穴：大杼、肩井；配穴：支溝、外關。
3.肩胛下部。取穴：肩髃、肩貞；配穴：天宗、外關。
4.背部痛。取穴：尺澤、委中；配穴：曲池、落至。
5.腰痛。取穴：環跳、委中、承山；配穴：人中、陽陵泉。
6.骶痛。取穴：三陰交、承山、崑崙；配穴：環跳、委中。

㈡上肢感覺疼痛：

1.前臂痛。取穴：內關、外關、曲池；配穴：合谷、尺澤。
2.肩臂痛。取穴：曲池、肩井、肩髃；配穴：合谷、外關。

㈢下肢疼痛及運動障礙：
1.小腿痛。取穴：陽輔、三陰交、陽陵泉；配穴：陰陵泉、足三里。
2.大腿痛。取穴：委中、風市、環跳；配穴：承山、承筋。
3.髂部痛。取穴：環跳、髀關、陽陵泉；配穴：委中、風市。
4.踝部痛。取穴：金門、崑崙、照海；配穴：承筋、僕參。
5.足心痛。取穴：崑崙、湧泉、照海；配穴：金門、僕參。
6.下肢癱瘓。取以上諸穴，交替應用，運氣施手法。

五、腎臟及泌尿系統有關病症氣功點穴驗方

辨證選穴與配穴：
1.尿頻。取穴：中極、氣海、關元；配穴：三陰交、合谷。
2.尿閉。取穴：氣海、中極、關元；配穴：水道、命門。
3.尿結石。取穴：氣海、關元、足三里；配穴：八髎、命門。
4.遺精。取穴：三陰交、關元、中極；配穴：命門、腎俞。

5.陽痿。取穴：三陰交、關元、中極；配穴：命門、腎俞。

六、五管科有關病症氣功點穴驗方

辨證選穴與配穴：

1.耳鳴、耳聾、耳痛。取穴：聽宮、風池、翳風、配穴：合谷、足三里。
2.鼻出血。取穴：合谷、迎香、大椎；配穴：委中、風府。
3.鼻堵塞。嗅覺障礙：取穴：迎香、上星；配穴：合谷、人中。
4.結膜充血。取穴：睛明、絲竹空、瞳子髎；配穴：合谷、攢竹。
5.溢淚症。取穴：攢竹、風池、合谷；配穴：太陽、瞳子髎。
6.暈厥、休克。取穴：少商、人中、十宣；配穴：內關、湧泉。
7.驚厥。取穴：合谷、少商、人中；配穴：十宣、湧泉。
8.失語。取穴：啞門、大椎、支溝；配穴：湧泉、足三里。

七、婦科有關病症氣功點穴驗方

辨證選穴與配穴：

1.痛經。取穴：氣海、上髎、大腸俞；配穴：腎俞、血海。

2.月經少或閉經。取穴：三陰交、合谷、中極；配穴：血海、命門。

3.月經過多。取穴：氣海、關元、足三里；配穴：隱白、委中。

4.白帶多。取穴：三陰交、氣海、腎兪；配穴：帶脈、中極。

第四節　天人地與丹田的關係

㈠氣功點穴與三才圖的關係：

三才圖（圖77）中，上圖表示純陽，屬天，指氣功點穴練功中的上丹田；下圖中表示純陰，屬地，指氣功點穴練功中的下丹田；中圖表示左陽右陰，屬人，指練氣功中的中丹田。

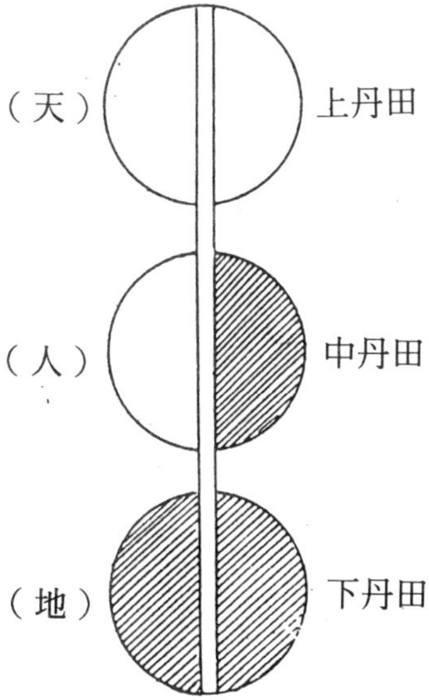

圖77　三才圖

三才圖是古人運用樸素辨證法觀點，直觀的敍述整個宇宙及自然界的廓貌，認為世界上的一切事物都是運動著、變化著的，對立統一整體觀運用三才圖來概括。所以科學掌握，合

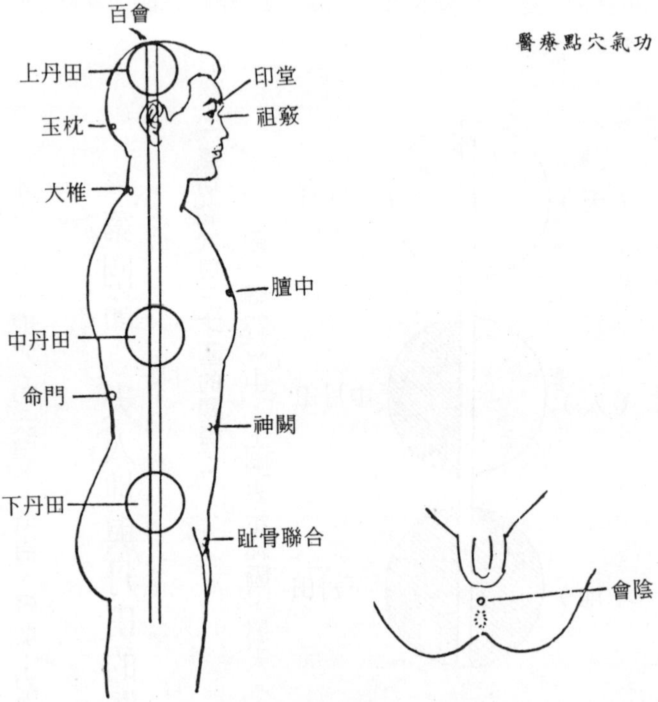

圖78 常用穴位圖

理運用，是氣功點穴臨床治療有著很重要作用。

㈡人體中脈與丹田的關係

在氣功點穴的臨床應用上，對學習氣功點穴及練功過程中，熟悉和了解人體中脈與丹田的位置，常用穴位圖等（圖78）。對開展氣功臨床治療有一定的指導意義。

第七章 臨床篇

本篇主要介紹氣功點穴的臨床應用，著重介紹氣功點穴治療中必須熟悉和掌握診病概要的信息探診、掌式測病、單指探氣、看氣測病、辨證診病、氣質診病等方法，人體各部位的氣功點穴治療常規，還重點介紹氣功點穴治療常見病及治療手法要領要求與例症。

第一節　氣功點穴診病概要

氣功點穴適用於臨床也須有辨證施治的原則。症有虛實、病有輕重，經絡循行有順逆，治療部位及解剖結構各有特點，故在氣功點穴的手法上也將有所選擇，要因人因病施治。因為施氣功點穴手法適量與否（輕或重），與治療效果有很密切的關係。要求在行氣功點穴治療時要正確地辨證，通過「四診」和「八綱」辨證，斷定病屬何經何臟腑，在表在裡，是寒是熱，屬虛屬實等，以決定氣功點穴手法。宜補、宜瀉、宜輕、宜重，只有採用辨證原則才能做到對症治療。

「八綱」即陰陽表裡虛實寒熱。陰陽是八綱的總綱，又是八綱的兩個重要組成部分。而八綱症候是互相聯繫著的，在一定條件下又可互相轉化。如陰中有陽，陽中有陰，由表入裡，由裡出表，寒熱錯雜，虛實並見等。在進行綜合病情分析時，注意整體與局部結合，抓住主要矛盾。掌握疾病的變化規律而實施手法。在氣功點穴診病中，除適用「四診」「八綱」

辨證判斷病情外，還必須了解和掌握以下幾種診病方法。

一、診病方法：

1.信息探診法：氣功外氣信息探診，是氣功醫師在不接觸患者軀體的情況下，運用人體生命信息或稱為人體氣功外氣信息探查診斷疾病的方法，簡稱「信息探診法」。信息探診，顧名思義「探」是探查、探索取物之意，「診」為診斷。

信息探診是研究如何運用氣功外氣信息對人體疾病進行探查與診斷，為醫療氣功理論和方法。在研究氣功外氣信息探診的時候，根據春秋戰國時期的《史記・扁鵲傳》中，有關於神醫扁鵲「隔牆視人、懸絲診脈」的論述。

這也可以說是古代的信息探診法。由於封建意識的禁錮，古代的名門閨秀生病之後，既不能與大夫面診，更不能讓大夫切脈。於是一些較為高明的大夫便用絲線作工具，一端懸在病人手上，一端為醫者所持，遠距離為患者進行探查診病。

古人認為，絲線是手的延長物，大夫根據絲線傳導的脈象振動情況，探取微弱的病情信息而判斷病情的。人們從氣功的角度分析，認為絲線是氣功外氣信息的傳導載體。這從而證明古人是以絲線作媒介，反饋定向發放氣功外氣信息（或氣功外氣點穴），利用絲線傳導回來的反饋信息而攝取脈象診斷疾病。也就是說「懸絲診脈」，僅是一種外在形式，而採用氣功外氣信息探診，才是其實質。

古代大夫極為重視養生術的鍛鍊。他們在診脈或針灸點穴治療之前，閉目靜坐，調養精氣神，待真氣激發，全身氣血得到調和之時，再去診脈或行針、點穴，方能產生神奇療效。

今天現代科學技術迅速發展，人們通過對氣的科學研究，又有了新的認識，正在積極開發人體生命科學，不僅重視養生方面的研究，對長期堅持氣功鍛鍊，使自己具有一定的功力，而且能開展運用氣功外氣信息進行診病，直接探查人體的五臟、六腑及全身。

2. **掌式測病法**：氣功醫師先用一手輕拂按一下，並測患者的手掌，將感覺處理均衡，用意念引患者之氣入掌部的信息反應。如在手掌某部位出現特殊感覺或不同感覺，如涼、麻、癢、脹、跳動等，這些反應部位與人體相應的部位，即是患者的病灶反應所在。不同的感覺測到與患者疾病性質的信息相反。

3. **單指探氣法**：患者全身放鬆，自然呼吸，排除雜念，受測之手（或足、耳部）放鬆。醫者用食指或中指端離患者測試部位十公分左右，在其所測的部位上依次輕輕移動、牽拉等，出現特殊的氣感的穴（或區），就是病人患病的部位。

4. **看氣測病法**：氣功醫師運氣於眼部來觀察患者身體周圍的氣。具體方法，要求患者全身放鬆入靜。自然呼吸、排除雜念。醫者用眼功觀察患者身體周圍二十～三十公分的空間氣場（信息場），有無透明或不透明的氣流或氣團，伴有紅、白、黃、青、藍、紫、黑等顏色，據此來判斷患者疾病的部位、性質等。

5.辨證診病法：根據中醫辨證施治原則，一般熱蒸、鬆弛、汗出、煩躁等氣感為陽證，熱證；寒冷、緊縮、凝滯等氣感為陰證，寒證；內收、疏稀、麻木、無力等，為虛證，輕、浮為表，重、沉為裡；順經而穢，須防邪之傳裡逆經為邪氣方張，稀疏為不足，密集為邪氣，集結或氣滯；澀滯，阻滯則為氣滯血瘀；亂而無章，則為氣機齊亂；出現喜、怒、哀、思、悲、恐等感覺，則為五臟之邪氣感人等。辨證是氣功點穴治療的科學依據。

6.氣質診病法：中醫臟腑對氣質有不同顏色之分。即為心氣色紅、肺氣色白、脾胃氣黃綠、肝氣色青、膽氣色藍、腎氣色紫。

所謂氣功外氣理論認為的七色光環，也正是如此。健康人臟腑的氣清澈、透亮、乾淨，而患病人臟腑的氣是發黑、灰、混濁的。上述臟腑氣質可以判斷哪一臟腑有無患病及疾病的程度。有助於指導氣功點穴治療。

氣功外氣診病與氣功點穴治療一定要與中醫四診，現代儀器檢查結合，才不會誤診，以上診病法是測知病者的真氣、邪氣與疾病的變化情況，是氣功點穴診病治療的依據之一。

二、八綱辨證在氣功點穴療法中的應用

裡、虛、寒屬陰，表、實、熱屬陽。

1. 表證：

(1)局部：軟組織（皮肉瘤）宜應用運氣按揉法，筋骨病宜應用運氣點穴振顫法等。

(2)整體（指全身）：表症發熱宜應用運氣點穴導引、摩擦法。

2. 裡症：

(1)裡實症：宜應用瀉法（指運氣後進行點、按、拿、拍、掐法）。

(2)裡虛症：宜應用補法（指運氣後進行按、揉、摩、或捏脊法）。

3. 虛症：宜應用補法（指運氣後進行按摩，手法要輕鬆，時間要長）。

4. 實症：宜應用瀉法（指運氣後進行按、摩、點，手法要力、氣深透、快速，時間要短）。

5. 寒症：宜應用氣功點穴操作手法，採用順經運行，要有節律性。

6. 熱症：宜應用運氣點穴操作手法，採用逆經運行方法實施。

第二節　人體各部位氣功點穴常規

臨床上應用氣功點穴術時，除根據人體各部位進行治療外，還必須依據病情進行辨證施治，對具體的病人實際情況，選用針對性的氣功點穴方法，以增強其治療效果。

一、頭部氣功點穴常規

頭部氣功點穴是臨床上較為適用的一種治療保健方法。中國醫學認為：「頭為諸陽之會」，身體許多疾病的症候會反應到頭部來，如風寒頭痛，痰阻清陽頭痛，勞倦傷氣頭痛，陰血虧損頭痛，氣血虛衰頭痛，肝陽上亢頭痛伴有眩暈、腦震盪、腦血栓後遺症之頭痛等等，均是頭部氣功點穴的適應症。

手法與步驟：病人仰臥閉目，全身放鬆。醫者立於病人頭頂側。

1. **運氣導引法**：醫者用掌指關節屈伸運氣，在患者頭頂（百會穴）進行導引，故稱為氣功導引法。其作用為調正陰陽，疏通絡脈。

2. **運氣分摸法**：醫者以兩手大拇指指腹貼按病人兩眉弓間的印堂穴，並運氣沿眉弓上緣，分別向外分摸至太陽穴。起手時氣力要運到，分運中氣力要逐漸均勻，使病人感覺輕柔、舒適為度。前額部至枕部分三～五條縱線（前額部至枕部兩風池穴上），此外前額部還可分上、中下三條橫線，上述運摸每條線須運摸六～十二遍。此法稱為運氣開關門與運氣開天頂。其作用為健腦清目，壯陽安神。

3. **運氣推眉法**：醫者的兩手大拇指指腹著力，從病人兩眉端攢竹穴開始，沿眉弓上緣魚腰穴，分別向外運氣揉摸至太陽穴。反覆施術六～十二遍。其作用為健目增視。

4.運點眼球法：醫者以兩手大拇指指腹運氣著力，從病人兩目內眦睛明穴開始，經外眼角向耳前、耳門、聽宮、聽會等穴反覆施術六～十二遍；再沿枕骨下緣溝點到雙側風池穴，直至病人有酸脹熱感並向前放射時為止。此法有清目復聰祛頭痛之療效。

5.指抓運氣法：醫者兩手手指屈曲，以手指指腹運氣著力，在病人髮際中行快速而有節律地梳抓，並帶壓或輕抓頭頂部，故稱為指抓運氣法。連續施術六～十二次。其作用為祛風健腦助思清神。

二、頸部氣功點穴常規

頸部病變是臨床上較常見症狀之一，可因多種原因引起。如頸椎病、落枕、頸肩綜合症等，而練功家都很注重後枕部，在此有一玉枕穴，是經絡錯綜之處，是練功通關必經之路。在行氣功點穴治療時，宜選擇以下方法實施：

1.運氣點按法：患者俯臥位，醫者的某指腹運氣，用點、按、揉等不同手法，作用於患者枕下的風池穴，故此法稱為運氣點按法。其作用為祛風散寒，主治頭痛、感冒等。

2.運氣拿玉枕法：醫者先將一掌放在患者頸後玉枕穴，運氣後用五指抓拿頸項，做牽伸動作，爾後用拇指分撥頸部。其作用為疏經通絡、散瘀止痛。

三、胸腹部氣功點穴常規

胸肋及消化道的常見病採用氣功點穴療法，其療法較為顯著。氣功點穴治療腹部具有健脾和胃，理氣寬胸的功效。但它更適用於胃脘痛、小腹痛、胸肋、肋間疼痛、痛經、便秘、腹瀉、內臟下垂、手術後腸粘連等病症。

手法與步驟：病人仰臥屈膝或伸膝位，醫者立於病人的側面。

1. **運氣分推法**：醫者兩手指伸開，運氣後以全掌著力，從病人天突穴開始沿任脈向下輕推至膻中穴，再從胸骨中央向兩側，分別運氣按壓至兩肩前雲門穴。其作用為寬胸理氣，對胸悶、呼吸障礙等症均有較好的作用。

2. **運氣疏理法**：醫者兩手五指分開，緊貼於病人兩側肋間，運氣後緩緩向腋下疏理，但力量需內收，先上後下逐漸進行。此法有主治氣喘，緩解肋間和肝膽等作用。

3. **運氣振托法**：醫者以右手掌根和大小魚際著力，靈活地運氣振動，以順時針旋轉方法在病人腹部緩緩地推動，壓力比旋轉法略柔和且重。反覆施術六～十二次。此法對便秘、腹瀉、腸粘連、胃下垂有較好的治療效果。

4. **運氣掌摩法**：醫者於腹部環臍運用掌摩法，先順時針轉旋運摩，再逆時針旋轉運摩，各施術十二～二十四遍（或腹部發熱止）。此法主治胃脘痛及腹膠痛，對胃腸病人術後的排氣，腹脹等病症也有良好療效。

四、腰背部氣功點穴治療常規

腰痛是臨床常見症狀之一，可由多種不同原因引起。中醫學認為：「腰為腎之府」，腰痛多與腎有關。《醫部全錄》說：「腰脊者，身之大關節也，故機關不利而腰不可以轉也。」《諸病源候論》認為腰痛是由風濕、腎虛、外傷等原因引起。

手法與步驟：患者取俯臥位，胸腹部、雙膝下各墊一枕頭（或不墊），使腰背肌肉放鬆，醫者立於患者體側。

1.**運摩法（又稱運氣鬆筋法）**：醫者以掌內勞宮穴發氣，從病人大椎穴開始，沿督脈、膀胱經兩側作回旋運摩法，自上而下至腰陽關穴；再從大杼穴開始，沿膀胱經向下運摩。循兩經運摩六～十二遍。其作用是：疏經活絡、貫通表裡、散瘀止痛。

2.**運點法**：醫者以雙手拇指腹點按患者左右膀胱經的風門穴，邊點按邊找壓痛點，自上而下到八髎穴，點按要輕揉，以患者有酸、麻、熱、脹痛為宜，反覆施術六～十二遍，其作用同上。

3.**拍打法**：醫者用一手掌自上而下沿脊椎作拍打法，雙手轉換，反覆進行。逐漸增大彈性壓力，使患部有溫熱感，時間約四～八分鐘。接著用單手掌或雙手掌自上而下拍打腰臀部痛點及下肢、膕窩、小腿肌肉等。

其作用為：強筋壯骨、疏經通絡、調活氣血、補益臟腑。

4.整骨法：

(1)按腰背伸扳腿法：患者取俯臥位，醫者以一手按壓病人腰部，另一手握其對側膝關節上方，向側後方用力扳動其腿，使其腰部得出現過伸展運動。然後用掌運氣點按環跳穴，捏拿承山穴至崑崙、金門穴等。

(2)按腰部有「咯嗒」響聲為度。亦可左右同時進行，本法適用於急性腰扭傷及腰部小關節紊亂等病症。

(3)髖膝伸屈法：患者取仰臥位，肌肉放鬆。醫者以一手握住患者一側踝上，另一手托住下肢部，屈曲髖、膝關節，並左右旋轉髖關節三～四次，然後緩緩用力牽伸下肢，最後在大小腿肌緊張部施以運氣按揉法，兩腿交替施術三～四次，此法操作時用力要適當，切勿過猛。

經上述手法後，患者腰背肌肉明顯放鬆，此時可在壓痛點或硬結處施以運氣按揉、點穴等手法，反覆施術多次，以病人有熱感為宜。

上述常規手法只能適應於一般腰痛，但對不同腰痛的治療應辨證施術，適當選擇手法，如風濕性腰肌疼痛者，應以運氣按壓及運氣按揉法為主，要減去扳腿法；肥大性脊椎炎患者，必須採用運氣按推及運氣拍打督脈及背部。如有腰肌勞損者加按腰背伸扳腰法，對腰椎閃錯患者宜取坐位，行腰椎旋轉復位法，當聽到「咯噔」聲時，即示閃錯的腰椎復位。上述諸法的作用是：使閃錯組織或骨骼恢復原來的解剖位置。

五、四肢關節氣功點穴常規

四肢各主要關節儘管位置、大小、功能、活動有所不同，但氣功點穴操作常規卻大同小異。四肢氣功點穴治療適用於關節扭傷、挫傷、撕裂傷、風濕等病症。氣功點穴療法是一種比較好的治療措施，它有疏通氣血、通經活絡、順筋正骨、滑利關節等作用。

中醫觀點認為：「運氣按其經絡，以通鬱閉之氣；摩其壅聚，以散瘀結之腫，其患可癒」。氣功點穴操作主要選擇關節周圍取穴，如膝關節痛可取血海、梁丘、內外膝眼、陰陵泉、陽陵泉及委中等穴。

手法與步驟：運氣後採用點、振、按、推、拿、搖、抖、牽伸等手法。病人仰臥伸膝或坐位屈伸，醫者立於病人的體側進行運氣施術。

第三節　常見病的氣功點穴治療

氣功點穴適應症範圍極廣，它包括臨床內、外、婦、兒、外傷等科疾病。其臨床病症也是錯綜複雜，但都離不開臟腑經絡及辨證施治的方法。氣功點穴治病與其他各科一樣，都非常重視辨證施治。首先要辨明病在何經，以及所屬臟腹；是經病及腑，還是腑病及經；是臟病及經，還是經臟同病。根據中醫治病原則：「病在上者下治，病在下者上求，病在腹者治其背，病在左先治其右，病在右先治其左」，必須遵循中醫的整體觀念。辨證陰陽、表裡、寒熱，選取經穴及部位。施以補瀉等氣功點穴手法，從而達到治療目的。

作者近年經過臨床氣功實踐，現介紹下面有關疾病。

一、頭　痛

1.痛因與症狀：頭痛是人的一種自覺症狀，臨床上頗為常見，外感內傷氣虛血瘀者等均可引起。頭為諸陽之會，五臟精華之血，六腑清陽之氣，皆上注於頭。故頭部諸穴對氣功點穴比較敏感，因此，採用氣功點穴治療效果較佳。

2.治療手法：可選擇頭部氣功點穴常規施術。

3.操作要領：病人仰臥閉目，醫者立於病人頭側，選擇頭部氣功點穴常規操作，隨症加減，最後運氣捏拿肩臂順筋六～十二遍。

4.辨證施治：

①感冒頭痛：⑴症狀：頭痛較重。畏寒發熱、咳嗽、流涕、骨關節酸軟。⑵治法：運氣點按或捏拿脊柱兩側，按揉捏拿肩臂肌三～五次。⑶理法：可採用瀉法。⑷作用：疏通經絡，調和氣血，祛瘀、散寒止痛。

②風侵經絡：⑴症狀：頭痛如針刺並有痛點，嚴重者頭皮腫起成塊（故本病亦稱「偏頭風」）。⑵治法：按頭痛部位分經施術，如前額痛、眉棱骨痛等屬陽明經，頭頂痛屬厥陰經，腦後痛屬太陽經，偏頭痛屬少陽經。總之，必須循經運氣施點按治療。⑶理法：均可採用瀉法。⑷作用：疏風止痛，通經活絡。

5.注意事項：

①氣功點穴治療感冒頭痛，施術後頭部疼痛可以立即緩解或減輕。

②頭痛經氣功點穴治療多次無效者，應考慮有無顱腦病變，必須詳細查明原因，及時對症治療。

二、眩　暈

1.病因與症狀：眩是眼花，暈是頭暈。輕者平臥閉目休息片刻即緩解症狀。重者如乘坐舟車，旋轉起伏不定，以致站立不穩。現代醫學認為是一種周圍性的眩暈。臨床上有多種表現，如頭暈、耳鳴、目眩等。多因正氣不足、痰飲上泛所致。採用氣功點穴治療，能使症狀改善。

2.治療手法：選擇用運氣按壓、點揉、推摩、捏拿等手法。

3.操作要領：患者取坐位（或仰臥位），醫者立於病人背後（或頭頂側）。先運氣用拇指按揉督脈循頭部至腰，反覆三～六次。促使肌肉舒鬆，至患者有舒適感後再辨證施術。手法要求運氣用力均勻、靈活自如，按中有揉、揉中有按，運氣點穴時氣力要滲透，補瀉要分清，要適量不宜過猛。每天運氣點按一～二次，十二次為一療程，間隔休息一周後，可根據症狀再進行。

4.辨證施治：

①氣血不足：⑴症狀：頭暈旋轉、雙目昏黑、耳鳴乏力。⑵治法：運氣按揉任、督脈沿按中下丹田進行導引治療。⑶理法：可選用平補平瀉法。⑷作用：能壯氣活血，使氣血充盈，眩暈逐漸緩解。

②肝陽上亢：⑴症狀：頭暈欲裂，腰酸腿軟，多數因惱怒而發作。⑵治法：以運氣點壓督脈，循上丹田、巔頂至後頭部。⑶理法：可選用瀉法。⑷作用：疏泄浮陽、調補肝腎。

③痰濕中阻：⑴症狀：胸痛胸悶、噁心、嘔吐、食滯納呆、肌體倦怠。⑵治法：選用胸腹部氣功點穴治療常規，循足陽明經運氣點按揉。⑶理法：可採用瀉法。⑷作用：溫陽化濕，升清降濁。

5.注意事項：眩暈是臨床上常見的自覺症狀之一，歷代醫家對其致病原因各有其闡述，我們的臨床觀察，一般認為以虛者較多，外傷致病也不少。如陰虛則肝風內動而致眩暈：對於實症者多由於痰火、風痰的病因。在採用氣功點穴治療過程中，應是自上而下，由內向外。運氣按揉督脈，目的是使氣血下行頭目清醒，運氣捏拿可舒其絡脈，平衡陰陽，以疏通氣血。上述方法合用，眩暈症可以緩解或消除。

三、昏　厥

1.病因與症狀：昏厥是臨床上常見的症狀之一，病因甚多，此處是指猝然撲倒，短暫的失去意識與行動能力，處於昏迷狀態，但甦醒後並無偏癱、失語、口眼歪斜等後遺症。氣功點穴治療對搶救昏厥，促其甦醒有較好效果。

2.治療手法：選用運氣點、掐、按、揉等手法。

3.操作要領：患者取仰臥位，鬆解病人衣襟，頭稍墊高或平臥。運氣後先掐水溝、合谷、中指端，後按揉眉棱骨等。

4.辨證施治：依照昏厥病症分三期，氣功點穴如下：

①一般昏厥：⑴症狀：大多數病人發病前感頭暈目眩、心悸嘔吐，冷汗自出，脈虛弱。⑵治法：運氣拿迎筋、腰筋，點人中等部位或穴位。⑶理法：可採用平瀉法。⑷作用：醒腦

開竅，補氣固脫。

②中暑昏迷：⑴症狀：大為熱症、汗出、口渴、四肢無力。⑵治法：運氣捏拿大迎筋、臂下筋、循經用氣功導引法。⑶理法：可採用瀉法。⑷作用：清暑益氣，瀉熱醒神。

③痰阻昏迷：⑴症狀：一般指病症嚴重，喉阻不暢，延痰擁塞，胸肋餃滿。⑵治法：運氣拿股大扳筋、千根筋等。⑶理法：可採用瀉法。⑷作用：平肝熄風、降痰開竅。

5.注意事項：經氣功點穴治療，患者甦醒後，可採用胸腹部氣功點穴常規以調整三焦，達到補中益氣，以培元固本。此外，對中暑昏厥患者的治療應搬移到通風處進行，效果更好。綜上所述：

①運氣拿大迎筋、臂下筋、腰筋等。能調節體內經絡、疏通氣血。

②運氣拿股扳筋（位於股內側，屬肝經所通過之處）、肝經循行上巔頂入腦，有醒腦鎮厥、舒肝解鬱作用。

③運氣拿千根筋（位於踝部內側，是膀胱經與腎經通過處）亦有甦醒作用。操作時手法應緊拿彈放，動作輕揉為主。要有內收運氣之勁。

此外，要慎重注意切勿傷拿彈處的淋巴、血管、大動脈等。如果經氣功點穴治療仍無效，且有小便失禁的患者，應考慮是深度昏迷，宜及時採用其它治療。

四、哮　喘

1.病因與症狀：哮喘是一種斷續的帶有拉鋸聲的呼吸困難的疾病。哮是指聲響而言，喘是指氣息而言。呼吸急促，甚至張口抬肩謂之喘；喘氣出入，喉間有痰鳴聲者謂之哮。在習慣上往往把哮和喘連在一起，稱為哮喘。

此病多見於實症，哮喘因風、寒、痰、熱所致。虛症哮喘多由肺腎虛損而起。臨床上常見於呼吸困難，不能平臥，喉中有痰鳴聲，咳嗽、吐痰不爽、胸膈滿悶。症狀時發時止。多數在夜間突然發作。其區別點：

①實症：呼吸氣短，迂塞更甚，有胸滿痰稠等表現。

②虛症：呼吸短促，動則更甚，有心悸、痰稀粘如涎沫等表現。

2.治療手法：選擇用頸、胸腹部氣功點穴常規手法，並配合氣功推、按、拿、點等手法。

3.操作要領：

①患者取坐位，醫者立於一側，用拇指內側偏鋒運氣分別推患側與健側頸項「矯弓」（自耳根至缺盆穴成一斜線），每側各六～十二次，再行運氣按摩患者額部，最後點拿患側項部（風池、風府穴），反覆三～六遍。

②醫者立於患者一側，用氣功舒推法施於患者腹部，先推按上胸脾胃，後推按腰背部並

點按肺俞、腎俞、命門等穴位。氣功舒推時均以透熱輕鬆為宜。

③患者取坐或俯臥位，醫者立於一側，用氣功推拿法施於患者脊柱（從大椎至命門穴），以透熱輕鬆為宜。

4.注意事項：

①本症病程短者，療效好，易恢復健康，病程長者，療效慢，一般只能減輕症狀。

②加強自身練功，以強身健體，增加抗病力，切勿過度疲勞。

③忌食煙酒生冷厚味等刺激性食物，平時注意保暖，季節變化時要防止感冒。

五、失　眠

1.病因與症狀：失眠又稱不寐，是指經常不易入睡或睡不深熟為主症。此外如多夢、易醒、健忘、驚悸等亦影響睡眠狀態。

2.治療手法：選用按頭部氣功點穴常規施術。

3.操作要領：

①患者仰臥，醫者立於頭頂床緣，按頭部氣功點穴常規六～十二次，隨後按症循經自上而下以少陰經循行部位為主，按至患者入睡即可。每日一次，六～十二次為一療程，暫停七～十五天後，再繼續治一個療程。

②患者取俯臥位，醫者立於一旁，先運氣用手掌作用患者一脊椎進行撫摩三～五遍，再進行捏脊三～五遍，隨症狀進行點按經絡部位若干遍。

4.辨證施治：

①心脾虧損：⑴症狀：因思慮過度，內傷心脾，致多夢易醒，心悸健忘，容易出汗。⑵治法：運氣按揉背部俞穴（心、脾、胃、厥陰俞），沿足厥陰經、足陽明經揉按。⑶理法：可用補法。⑷作用：安神補心、健脾和胃。

②心腎不交：⑴症狀：因房事過度傷腎致頭暈、耳鳴、遺精、腰酸。⑵治法：運氣按手足少陰經循行部位六～十二遍。⑶理法：可採用補法。⑷作用：補心強腎、平衡水火。

③肝陽上擾：⑴症狀：因情志抑鬱致脾胃不和，性情急躁、易怒、頭暈、頭痛、胸肋脹痛。⑵理法：採用瀉法。⑶作用：瀉肝健脾胃，寧心安神。

5.注意事項：失眠在臨床上表現不一，有睡後易醒，有醒後不能入睡，造成時睡時醒，甚至徹夜不能入睡的狀態。而我們採用氣功點穴治療失眠症有較好的療效。但須在睡前一～二小時內進行操作，直到入睡為止。對病程過久者，要求患者消除病因，將氣功點穴治療與自我練功緊密結合起來，方能達到滿意的效果。

六、嘔　吐

1.病因與症狀：本病尚無器質性病變，常與精神性嘔吐、胃腸神經官能症相似，特別與精神創傷、情緒激動等因素有關。故稱為神經性嘔吐。中國醫學稱為肝氣犯胃。其主要臨床症狀為定時或周期性頻繁嘔吐，吐出物為胃內容物及粘液或膽汁，嘔吐時不費力，也無痛苦，嚴重時可伴有頭痛、頭暈、精神不振、食慾欠佳等。經檢查尚無器質性病變。

2.治療手法：選擇用氣功點、掐、推、揉、叩打手法。

3.操作要領：

①點穴法：患者仰臥位，醫者立一側，用氣功點按患者頸後、風池、乳突穴，並配點雙側內關穴，經點穴後，以患者感胃部發熱舒暢為好。

②推揉法：醫者先掐患者指（趾）甲根、跟腱，運氣後用拇指或掌根推揉第九、十肋間（腋下線），三～六次。

③叩打法：醫者運氣於指端，先行叩打鳩尾、巨闕穴，再行推揉此二穴。並配點雙側足三里穴，以調節脾胃功能。

4.注意事項：

①加強體格鍛鍊，選擇自我保健功及健美功有關內容進行鍛鍊，以增強體制。

②消除精神情緒的不良因素，調節和改善自身的飲食與睡眠狀態。

七、呃逆

1.病因與症狀：呃逆多由病邪氣積滯受阻，暴怒氣逆或用藥不當，使胃膈之氣失其宣降所致。臨床上出現呃忒連續，聲短而頻的症狀。

2.治療手法：可採用運氣按摩、點壓、捏拿手厥陰經，掐合谷或點壓缺盆等穴。

3.操作要領：

①患者先仰臥位，醫者立於一側，運氣後先從病人胸骨、華蓋、膻中開始，向下按摩、導引至下丹田。然後順肋弓向下運摩，反覆施術六～十二遍，再運氣按揉任脈至臍部，最後導引至兩湧泉穴等。

②患者取坐位，醫者立於背後，運氣捏拿肩板筋，點按天宗穴，同時囑患者憋氣一～三分鐘後，捏拿手厥陰經，運氣點大杼↓肺俞↓心俞↓膈俞等穴。

4.注意事項：

①氣功點穴對呃逆有很好的治療效果，主要作用是疏滯降逆、寬胸理氣、清除膈肌痙攣。

②驗方治療呃逆也有奇效。當偶然受涼而發生輕度呃逆者，或嬰兒大便前兆發生呃逆，只要喝點熱開水或練放鬆氣功即可。

八、牙　痛

1.病因與症狀：多數患者的牙痛有實火、虛火、風火之分，如熱在陽明經者，將表現口渴喜冷飲、大便乾結。對於腎水不足，虛火上炎者，表現為偏口牙痛。對於素體陰虧，風邪化火，表現為頭昏目眩，牙痛擴散顏面，自覺有蟻走感，喜涼怕熱等。

2.治療手法：運氣後用點、按、摩、揉等手法。

3.操作要領：

①患者取坐位或仰臥位，醫者立於一側。運氣後先摩揉患側，使肌肉放鬆。對於上牙痛者，先點按頭部手太陽、手少陽經穴，並運氣點壓下關穴，對於下牙痛者，應循下頜手陽明經穴按壓六～十二遍。以上均用瀉法。其作用為清熱驅風、固齒止痛。

②左側牙痛者，應運氣點按患者右側合谷穴三～五分鐘，同時囑患者深吸氣後吐氣。右側牙痛則運氣按左側合谷穴。其作用同上。

4.注意事項：中醫認為牙痛常見為風火牙痛和蟲蛀牙痛。而現代醫學認為神經性牙痛也是風火牙痛的一種。臨床驗證，氣功點穴治療牙痛，確有止痛的作用，但對蟲蛀牙痛則只能起到暫時緩解疼痛的作用。

九、近　視

1.病因與症狀：本病多由於用眼姿勢不當（經常躺著看書），或光線不當（光線過強或過弱），或與遺傳因素有關的一種眼病。中國醫學認為：多因肝腎不足，視物過勞所致。主證：只能看清遠物等。

2.治療手法：可採用運氣點穴分摩、指振、推揉等手法。

3.操作要領：

①患者取坐位或仰臥位，醫者立於體側，運氣後用拇指於頭部督脈太陽經、少陽經反覆平推六～十二遍。

②沿眉弓至兩側太陽穴進行運氣分摩六～十二遍，同時推揉太陽穴，有平補平瀉的作用。

③患者取仰臥位或坐位，閉目，醫者立於病人頭側。運氣後先用中指單點眼周圍各穴位，以眼部發熱清亮為止。同時點兩側合谷穴三～五分鐘。有補腎益肝、活血明目的作用。

4.注意事項：

①採用上述手法操作時，切勿傷害眼球免致眼睛障礙。

②氣功點穴治療近視眼，對功能性（後天近視）者療效最佳。對因遺傳引起的病程長久

者，僅能減輕自覺症狀，有控制視力下降的作用。

③氣功點穴治療後應閉目休息片刻，不要馬上看書、看報或看電影、電視等。平時注意光線、姿勢，並注意眼睛適當休息，配合練眼保健增視運目功（請看本書輔功篇第三節）。

十、落　枕

1.病因與症狀：落枕多因睡眠姿勢不當或頸背部受風寒侵襲，經絡氣血受阻所致。主症見頸項部一側肌肉疼痛強硬（雙側同時發病者較少見），頭向一側歪斜，活動受限，尤以患者一側旋轉障礙為明顯，嚴重者疼痛可放射至肩背部。

2.治療手法：按頸部氣功點穴常規配合點、按、摩、捏、拿、撥及牽伸等手法。

3.操作要領：

①運氣拿捏法：患者取坐位，醫者立於病人背後，運氣後先以拇食指輕拿捏兩側板筋，再以掌根摩患側。自上而下，反覆六～十二遍，以鬆懈患側肌痙攣。

②運氣按摩法：醫者以右手著力，沿病人後頸項部督脈從髮際往下按摩至上背部，以大拇指在患側肌強硬處進行按揉，點振六～十二遍，用力輕重適宜，以舒筋活血，祛瘀止痛。

③運氣巧撥法：醫者在進行手法時，囑患者頸部肌肉放鬆，頭微前傾；醫者一手扶患者面頰部，另一手扶下頷部，乘其不備，向患側施輕微巧撥手法，此時可聽到「咔嚓」的關節

響聲，患者頓覺頸部輕鬆，活動靈活。最後在頸項部施以輕度的揉拿滾動手法結束治療。此法要慎重操作。

十一、肩周炎

1.病因與症狀：現代醫學稱為「肩周炎」。中國醫學稱為「漏肩風」、「五十肩」。多因年老體衰、氣血虛損、營養失調、風寒濕邪侵襲肩部引起。其主要症狀為：肩部疼痛、日輕夜重，逐漸增劇，致使肩部活動受限，尤以背伸內旋受限最明顯，患者抬臂、穿衣等動作困難，久則出現肩部肌肉萎縮等症狀。

2.治療手法：運氣後行點、按、揉、撥、捏、拿、搖、抖、拍打等手法。

3.操作要領：

①患者取坐位，頸肩部放鬆，醫者立於患側，運氣後先揉按頸肩背部五～六分鐘，然後運氣分撥患側肩胛內緣、喙突及肱二頭肌長、短頭，手法由輕至重，由淺到深，採用瀉法，以活血止痛，通利關節。

②用輕緩的力量捏拿揉臂部，由上至下，反覆六～十二遍。然後做肩臂被動前屈、外展、內收後伸至最大幅度（以患者感輕鬆或能忍受為度）的活動，最後搖、抖、拍打肩部。

4.注意事項：

①氣功點穴治療肩周炎，手法是關鍵，操作必須準確細緻。對早期疼痛劇烈者，手法宜輕，切勿過猛。晚期活動受限的患者，手法必須運氣深透。同時要加強自我練功活動，促進其功能恢復。

②本病須與肩部其他疾病鑒別：⑴急性感染者，如肩關節化膿性關節炎、肩關節結核。⑵外傷性患者，如肩關節骨折、脫位等。⑶骨腫瘤等，應對上述三種病症及時處理。

③囑病人有計劃地堅持練功活動：⑴肩臂鍛鍊，手指作爬樹運動，上下反覆六～十二次；⑵旋臂鍛鍊：患肢外展伸直作大幅度旋轉運動，反覆旋轉六～十二圈。⑶背後拉手、內收上提運動，反覆上提六～十二次，然後接著作向健側拉手運動，反覆拉手六～十二次；上述三種鍛鍊方法，必須在意念指導下進行，呼吸自然，方能獲得自我鍛鍊效果。

十二、頸椎病

1.病因與症狀：頸椎病又稱頸椎綜合症，是多種原因引起的頸椎退行性改變而出現的症候群。其病因較多，常見有頸椎肥大性關節炎、頸椎間盤突出或變性、椎小關節功能紊亂等引起頸神經根的刺激與壓迫。一般地說以四—五—六頸椎為好發部位。其發病年齡多見在四十～六十歲，男性大於女性患者。同時也與慢性勞損和職業工作有密切的關係，頸部經常處於前屈狀態，如書寫、打字、縫紉、刺繡、久坐辦公室等，易患本病。臨床上常見症狀：

①初期：患者感頸部有鈍痛或酸痛，伴有沉重酸脹不適或如刀割、燒灼樣疼痛。

②中期：疼痛出現放射性疼痛，如患者感覺頭、耳後、眼後、頸、肩、背胸及上臂，甚至沿前臂放射至手和手指。

③後期：功能開始出現障礙，患肢抬舉及握物無力，病久者可見肌肉萎縮。極少數病例如脊髓型因脊髓受壓，可出現下肢肌肉萎縮乃至功能障礙。此時，必須進一步作CT檢查，採取積極治療措施。

檢查可見頸肩背部肌肉緊張，觸按時有條索狀反應物。患病頸椎平面棘突、横突旁有壓痛。且疼痛可向上肢放射。頸部活動可有不同程度的限制，活動時可有彈響音，重者頸椎生理屈度變直，反張甚至成角，頸部活動明顯受限，肩胛部及上肢肌肉萎縮，肌張力及肌力減弱，腱反射減弱（脊髓受壓者，肌張力增高，腱反射亢進），有時可出現感覺障礙及擊頂試驗，臂叢神經牽拉試驗陽性。

X光片可見頸椎前後緣有骨質增生，多在四—五頸椎或五—六頸椎，椎間隙變窄，生理前凸消失、變直，甚則反張成角。

根據以上症狀、體徵和X光片的變化，一般易於確診。但應和頸椎間盤突出症、頸椎結核、前斜角肌綜合症、頸肋和頸脊髓疾病相鑒別。

2.治療手法：運氣後行點、按、捏拿、撥、牽伸等手法。

3.**操作要領：**

①運氣撥頸法：醫者一肘關節屈曲。掌托患者枕部，一手掌托下頜緩慢用力向上提撥。如胸鎖乳突肌痛者，醫者可一手固定患者枕部，一手以拇指運氣按壓兩肌的痛點，直至疼痛緩解為止。

②運氣扳頸復位法：此法操作時，醫者必須技術熟練，診斷明確。操作時，醫者一手掌托患部面頰部向上提並旋轉，另一手摸準患者偏歪（錯位）之患椎棘突，待旋轉至失移狀態時，用力一推，當聽到「咔嗒」聲時即示復位。

③運氣點壓法：經上述治療神經根仍有刺激症狀者，以咳嗽時尤為明顯。可以拇指運氣點壓痛點，一咳一壓，按壓數次。其作用是令患者進行深呼吸運動時而發生的，它使神經根部的壓力得以減輕，壓痛點處得到氣功能量的疏散和消炎作用，從而達到止痛、緩解神經根受壓的刺激症狀。

4.**注意事項：**

①頸椎病是常見多發性疾病，除必要的氣功點穴及其綜合治療外，還必須堅持一定的功能鍛鍊，才能鞏固治療效果。

②在進行手法操作時，須慎重實施扳頸復位的手法，防止損傷頸椎關節等。

十三、胸肋痛

1.病因與症狀：兩肋為肝膽經脈所布。胸肋疼痛多因肝氣鬱結，胸陽不振，陰寒內盛，氣機不通或瘀血停留，經絡受阻所致。當呼吸變化時疼痛加重。

2.治療手法：選用胸腹部氣功點穴常規手法。

3.操作要領：病人先仰臥屈膝，醫者立於病人一側，囑患者肌肉放鬆後，進行胸腹氣功點穴常規治療，並隨症加減等方法。

4.辨證施治：

①胸陽不振，陰寒內盛。⑴症狀：胸痛仰背，喘息咳嗽等。⑵治法：運氣按揉背脊胸段一～十節，反覆三～五遍，點按雲門、華蓋等穴。⑶理法：用平補平瀉法。⑷作用：以理氣降濁，宣痹通陽。

②瘀血停留，經絡受阻。⑴症狀：胸痛如刺，固定不移。⑵治法、運氣點按揉推壓痛點六～十二遍。⑶理法：一般採用瀉法。⑷作用：活血逐瘀，疏經止痛。

③肝氣鬱結，精血虧損。⑴症狀：惰志易怒，肋下脹痛，食慾不佳，胸悶不舒。⑵治法：運氣按揉患者側胸肋，拿肩肌、背肌。⑶理法：用平補平瀉法。⑷作用：舒肝解鬱，理氣止痛。

5.注意事項：

①氣功點穴治療胸肋痛具有寬胸止痛的功效。但臨床上要注意，凡胸部疾患如肺氣腫、胸膜炎等症慎用。胸肋骨折及腫瘤病變應禁用。必要時須進一步作有關檢查。

②氣功點穴治療胸肋痛，著重用指掌的內勁，用力要均勻輕巧、靈活，以防止其他損傷。

十四、胃　痛

1.病態與症狀：胃痛又有胃脘痛、肝胃氣痛之稱。它是以臍上、劍突下左右肋軟骨之間的胃脘部位，時常發生疼痛為主症的一種疾病。

本病常因長期情志抑鬱，鬱怒傷肝，肝氣橫逆侮脾，或因思慮傷脾，脾胃失調，或長期飲食失節，如過飢過飽、暴飲暴食、過食辛熱或寒涼食物，以致損傷脾胃。脾胃虛弱，不能腐化水穀，或外遇寒邪等均可發生胃脘疼痛（或胃痛）。胃痛是本病主要症狀，其疼痛有突然發作，疼痛劇烈，也有隱痛的表現。脾胃虛寒的患者常伴有腔腹脹滿感。肝氣犯胃的疼痛常無固定點，疼痛是在胸肋左右游走性的，噯氣能使痛勢減輕。食慾不振、泛酸嘈雜、噁心嘔吐、大便秘結或溏瀉。日久以後，常會有頭暈目眩，入睡不靜、精神不振、身體疲乏等虛弱症狀。

2.治療手法：選用運氣點、按、揉痛點及按胸腹部氣功點穴常規。

3.操作要領：病人先取仰臥屈膝位，醫者立於病人右側。先按胸腹部氣功點穴常規施術，再取俯臥位，下肢伸直，運氣點按脊柱，後隨病症辨證施術。

4.辨證施治：

①肝氣鬱結：⑴症狀：肝氣橫逆，侵犯脾胃，致胃脘脹痛，痛牽兩肋、口苦呑酸、呃氣、矢氣較舒、情志不舒時症狀加重。⑵治法：運氣摩振患側，點按脊柱六～十二遍。⑶理法：用平補平瀉法。⑷作用：舒肝理氣，和胃止痛。

②食滯胃脘：⑴症狀：因暴飲暴食，宿食不消致胃脘脹痛，噁心嘔吐、吐物酸臭。⑵治法：運氣旋摩胃脘，捏拿膀胱經六～十二遍。⑶理法：均用瀉法。⑷作用：消食導滯，理氣止痛。

③中氣下陷：⑴症狀：胃脘脹痛，脹甚於痛，食後即脹、腸鳴，食慾漸減，形體消瘦乏力，噯氣、頭暈心悸，偶有便秘或腹瀉，自覺胃有下垂感。⑵治法：運氣後用推法、揉法、振蕩、捏背。⑶理法：均用補法。⑷作用：補中益氣，調整脾胃。

5.注意事項：

①胃痛病人須詳細問診，凡潰瘍病出血、穿孔等重症者，可選遠端循經取穴進行氣功點穴治療。

②本病患者，宜少食多餐，勿食酸辣生冷及不易消化的食物。

③胃下垂嚴重者，可採用胃托幫助，同時加強腹肌鍛鍊，如練仰臥位下肢抬起、仰臥起坐等運動。

十五、腹　痛

1.病因與症狀：腹痛是臨床常見的症狀，可伴發於多種疾患，每因寒溫不適、內傷飲食，氣血不和所致。

2.治療手法：選擇採用運氣後推、揉、摩、擦、點按及胸腹部氣功點穴常規。

3.操作要領：患者仰臥屈膝、醫者側立，用右掌心貼臍部，再用左手按於右手背上，動作較快，用力柔和，按順時針方向運氣旋摩按揉六～十二遍，再運氣後輕推分摩小腹部，運摩腹部至臍部或腹內有熱感或腸鳴音為止。

4.辨證施治：

①氣痛：⑴症狀：多因情志不舒，肝失條達，橫逆脾胃，氣機鬱滯，致腹痛脹滯，游走攻痛，時輕時重。⑵治法：用胸腹部氣功點穴常規運氣捏脊，痛仍不停者可採用運氣點脾俞（雙），足三里（雙）等。⑶理法：均用平補平瀉法。⑷作用：舒肝健脾，理氣止痛。

②血痛：⑴症狀：因瘀血停留，氣機不暢，致腹痛推按或按之有形，痛有定處，伴口渴飲少。⑵治法：採用摩擦臍周圍以及丹田，自腹內側沿肝脾經向下行氣功點穴至內踝，反覆

六～十二遍。⑶理法：採用平補平瀉方法。⑷作用：活血逐瘀、疏經止痛。

③寒痛：⑴症狀：身體中氣虛弱，因反覆受寒邪侵襲或飲食生冷，運化失調導致腹痛綿綿、喜溫喜按、大便溏泄。⑵治法：運氣分摩法。手掌在運氣後摩擦臍部周圍，再持續五～六分鐘為止。⑶理法：採用補法。⑷作用：溫中助運，散寒止痛。

④熱痛：⑴症狀：飲食不節，過食厚味，大量飲酒，致熱結腸胃、腹痛拒按、惡食噯腐、大便乾結或瀉而不暢。⑵治法：運氣後按捏腰脊並指點長強穴，或旋摩小腹部，循足陽明經從腿部經下按壓六～十二遍。⑶理法：採用瀉法。⑷作用：清熱導滯，通暢止痛。

5.注意事項：

①氣功點穴治療腹痛效果較好，如屬急腹症，在氣功點穴治療同時，應嚴密觀察，必要時採用相應措施。

②運氣後使掌發熱行旋摩臍部，有袪風消脹、通經活絡、散結止痛的作用。

十六、便　秘

1.病因與症狀：便秘是大便秘結不通，排便時間延長，或欲大便而艱澀不暢的一種病症。一般正常人所吃的混合食物，通過消化道需要二十～四十小時。如果隔二日內無糞便排出，可稱為便秘。但正常人排糞便也常有二～三日一次的，因此，凡少於一般排糞時間者，亦可稱為便秘。

①常見於嗜酒，過食辛熱厚味的食物，或熱病之後，津液不足，使腸道燥熱，大便乾結。

②憂愁思慮，情志不舒，或久坐少動，氣舒不暢，使糞便內停過久引起大便秘結。

③體質虛弱者病後、產後以及老年人，由於氣血兩虧、氣虛使大腸傳送糟粕無力，血虛津液枯，不能滋潤大腸，發生便秘。

在臨床上常表現為大便次數減少，經常三～五日或六～七日，甚至更長時間才大便一次，或者雖然次數不減，但是糞質乾燥堅硬，排出困難。也有患者雖有便意，糞便並不十分乾硬，但排出不盡，或有頭痛、頭暈、胸悶、腹脹、噯氣、食慾減退、睡眠不安、心躁易怒等症狀，長期便秘可引起痔瘡或肛裂。

2. 治療手法：可採用氣功點、按、推、揉、摩、振顫等手法。

3. 操作要領：

①患者仰臥，醫者在運氣後於大橫、氣海、關元等穴進行點、按、推、振顫法及配合腹部施摩法。當患者腹部有熱感或腸蠕動感即可。

②患者仰臥位，醫者運氣按推背部大腸俞、小腸俞、八髎穴、長強穴等，時間五～十分鐘，並配合捏脊法，反覆六～十二遍。以患者有熱感或腹部腸蠕動感為宜。

③患者坐位，醫者採用運氣於手掌平推或揉患者背部脊柱兩側大腸俞、小腸俞，由上向下反覆六～十二遍，以患者有熱感為宜。

4.注意事項：

①囑患者加強體質鍛鍊，配合自我摩腹、揉腹，每日二～三次，以增進局部及腸蠕動功能。

②忌食辛辣的熱物，多食一些蔬菜、水果。

③有痔瘡肛裂的患者，須及時行外科治療。

十七、中　暑

1.病因與症狀：中暑是人體受高溫影響或烈日曝曬，導致體溫調節紊亂和熱射線損害，引起的高熱不退、水鹽丟失、循環衰竭和神經調節功能障礙所致。發病原因有：

①體質因素：老年人、兒童、體弱多病、孕婦均易發生中暑。

②氣候因素：天氣炎熱，烈日當空，陰雨連綿，潮濕悶熱，均可引起中暑。其臨床上常見有三種症狀：⑴日射痛：由於頭部較長時間過分受熱，使腦組織引起病變，常表現有劇烈頭痛、頭昏、耳鳴，重者煩躁不安，嚴重時出現呼吸和周圍循環衰竭的症狀，體溫不一定升高。⑵熱射病：由於熱量在體內積蓄而發病。臨床上表現主要為體溫升高，可達四十～四十

二度C，皮膚灼熱乾燥，呈紫紅色，嚴重時意識模糊，甚至昏迷。⑶熱痙攣：中國醫學稱為暴風，因大量出汗，使體內鈉類物質排出過量所致。臨床上表現為肌肉疼痛、痙攣，三分之一的病例發生腓腸肌痙攣，或伴隨腹肌和四肢肌痙攣，一般意識清楚。

2.治療手法：採用氣功點、按、捏脊等手法。

3.操作要領：

①氣功點穴導引：醫者運氣後先掐患者指甲根，按壓合谷、人中等穴位，然後再經頭部用氣導引至全身，以調節神經功能。

②氣功按捏法：囑患者俯臥或側臥位，醫者從運氣後用掌或指點按和捏背方法，沿督脈上下反覆六～十二遍，以促進督脈膀胱經的血液循環。

4.注意事項：

①發現中暑患者，應立即移至蔭涼通風處，以吸入新鮮空氣，補充氧，改善腦組織供氧狀況。

②補充清涼飲料，加強營養，促進代謝。

③注意適當休息。

十八、痛　經

1.病因與症狀：中國醫學從整體觀念出發，認為月經期間身體抵抗力降低，易受淫七情侵襲，如抑鬱傷肝，而致氣滯血瘀，寒邪停滯衝任，與血結而致經血凝滯，血氣不足，胞絡無所滋養，均可導致痛經。而現代醫學認為與精神刺激等因素有關，如精神緊張、情緒不穩、抑鬱、恐懼，以及卵巢、內泌、子宮疾病等因素有關。疼痛多在月經前一～二天開始至來潮後，持續數小時至一～二天，為痙攣性疼痛或隱痛，劇痛時患者面色蒼白、出冷汗、手足發涼、噁心、嘔吐甚至暈虛脫。疼痛部位多在下腹部，重者可放射至腰骶部或股內前側，但也有極少數的疼痛放射至膝下或腿後部，婚後或分娩後可自行緩解。

2.治療手法：採用運氣點按與旋摩等手法。

3.操作要領：

①運氣點按法：囑患者仰臥，全身放鬆，醫者側立，以運氣後點按患者腹部疼痛點，緩緩用力按壓，至腹部及下肢有熱感為宜，同時配合點按關元、臍中、臍旁、氣海等穴。

②運氣旋摩法（或振盪法）：病人取俯臥位，醫者側立，運氣於掌，再按壓患者腰眼、臀外穴（腎、膀胱俞穴、八髎穴等），進行運氣振盪法，以腹部有熱感為宜。同時點振足三里、陽陵泉、三陰交（雙）等穴。

4.注意事項：

①治療期間要囑患者休息好，避免過度勞累。

②避免食生冷物，避免冷水浴和寒濕。

③避免精神緊張，消除恐懼、焦慮等不良因素的刺激。

十九、痿　症

1.病因與症狀：痿症又稱「痿躄」。中國醫學指肢體痿弱無力，不能隨意活動，或者伴有肌肉萎縮的一類病症。現代醫學認為痿症常見於多發性神經炎，小兒麻痺後遺症，早期急性脊髓炎，重症肌無力，痿病性癱瘓以及周圍性癱瘓等。主症以患者下肢痿弱較為多見。

2.治療手法：運氣後行推、揉、捏、拿、點、按、導引等手法。

3.操作要領：

①先辨證後施治，運用氣功點穴手法，補瀉並用，輕重適宜。

②患者取仰臥位，醫者立於患者頭側，運氣後手掌置患者頭頂百會穴，進行氣功點穴按摩，以導引行氣，通其經絡。

③患者取俯臥位，醫者側立，運氣後用手掌或拇指手推脊柱兩側（督脈），並上下來回按揉背部，使肌肉放鬆，然後捏拿按揉患肢，促進血液循環。

4.辨證施治：

①濕熱：⑴症狀：因濕熱之邪蘊蒸陽明，陽明受病則宗筋弛緩，不能束筋骨，利關節，

或伴身重、小便混濁、兩足發熱、得冷則靜等症狀。⑵手法：先調理脾胃，按胸腹部氣功點穴常規，後運氣捏拿陽明經，沿下肢內外側至踝部，反覆六～十二遍。⑶理法：一般採用瀉法。⑷作用：清熱利濕、行氣活血。

②肺熱：⑴症狀：因風熱侵襲於肺，耗損肺之津液，致筋脈失去濡潤，並有發熱、咳嗽、口渴、小便短赤等症狀。⑵手法：捏脊，自腰骶沿足太陽膀胱經揉至下肢，再運氣點、捏、拍、牽伸腳趾四～六遍。⑶理法：可採用瀉法。⑷作用：清肺袪熱，營養肌筋。

③肝腎兩虧：⑴症狀：因病久體虛，房勞過度，肝腎精氣虧損，筋脈失於營養，致腰背酸軟，下肢痿弱、遺精早洩、頭暈眩等。⑵手法：運氣按揉背部俞穴，沿足少陽膽經直至踝部。⑶理法：可採用補法。⑷作用：疏肝補腎，營養筋骨。

5.注意事項：

①痿症多以四肢筋肉弛緩無力，失去運動功能為主症，初起多有發燒，繼到上肢或下肢（偏右或偏左）痿軟無力，重者下肢完全不能運動，肌肉日漸消瘦，但無疼痛。

②氣功點穴治療痿症是一種很好療法，特別是在發病早期常能收到顯著療效。對於病程較長的患者，氣功點穴治療也要相應延長，能耐心施治會收到滿意效果。同時要配合適當的功能鍛鍊及其它治療，以鞏固其療效。

二十、遺　精

1.病因與症狀：遺精有夢遺與滑精之分，因夢而遺精者為夢遺，不因夢感或情慾衝動而精自滑出者，名為滑精。無論夢遺或滑精，統稱遺精。其主要病因：夢遺多由相火過旺，而陰精走洩，或心陽暗熾，腎陽內爍或煩勞過度，心腎不交，均能導致本病。如久遺腎氣虛憊，封藏失司，則成滑精。常見在睡覺時發生夢交失精，並有頭昏眩暈、精神不振、耳鳴腰酸。滑精則不拘晝夜，動念則有精液滑出，形體瘦弱，嚴重者則有心悸、陽痿等症狀。

2.治療手法：採用運氣點、按、掐、拍打等手法。

3.操作要領：

①運氣點按法：患者取仰臥位，醫者側立，運氣於一手指行氣功點穴，如點按三陰交、陽交、腱內、股內，坐結三～五遍，對滑精者，以運氣點按溝中、曲骨、恥旁、拍打八髎，以點或拍打穴區有熱感為宜。

②運氣掐法：患者取仰臥位，醫者側立，運氣於手指行掐趾甲根、趾關節，夢遺者掐指甲根三～五遍，以掐至有熱感為宜。

③運氣拍打法：運氣拍打患者臍部或下腹部至會陰部有熱麻感為宜。

④自我鍛鍊法：患者每日堅持練力士蹲起功及自行拍打下腹丹田處至腹部有熱感為宜，

注意睡眠時最好側臥，並要消除其它精神緊張情緒干擾等不良因素。

二一、陽　痿

1.病因與症狀：凡男性正常成人，未到性慾衰退期而陰莖不舉或臨房舉而不堅者為陽痿。可見於性神經衰弱以及其他慢性虛弱疾病，陽痿發生的原因多由房事過勞，或少年誤犯手淫，腎氣虧損以致命門大衰，精氣虛竭，或因恐懼傷腎，均能導致陽痿。病人主症為：面色蒼白、陰莖不舉、或臨房不久精液早洩，或見色流精隨即萎縮，頭暈目眩，精神萎靡，腰足酸軟等症狀。

2.治療手法：採用胸腹部氣功點穴常規手法。

3.操作要領：

①運氣點穴法：患者取仰臥位，醫者側立，運氣以掌按點少腹部，由臍中向下順序至曲骨穴，手法先輕後稍重，各六～十二遍，以強腎壯丹田之氣。

②運氣拍打法：患者先仰臥後俯臥位，醫者側立，運氣後以掌拍打患者的下腹部及腰骶部（八髎穴）六～十二遍。以有熱感為宜。

③自我練功法，患者可結合練力士蹲起功，仰臥位，自我拍打下腹部。練功吸氣時意念守後丹田（命門），以強腎固脾。

二二、乳癰（又稱乳腺炎）

1.病因與症狀：乳癰相當於現代醫學的乳腺炎，多見於產後哺乳的婦女，以初產婦女較為多見，故一般也稱產後乳癰或哺乳期乳癰，或外吮乳癰。本病多由肝氣鬱結或胃經積熱，外邪火毒侵入乳房，致使脈絡阻塞，排乳不暢，火毒與積乳互凝而結腫成癰。如不及時治癒，常可形成膿腫，破潰後不易癒合。常見有初起乳房結塊，紅腫疼痛，排乳困難或寒熱頭痛，噁火煩渴，此時癰膿尚未形成。如乳房腫塊增大、焮紅疼痛，時時跳動者，為化膿等症狀。

2.治療手法：採用運氣後點揉、推拿、振摩等手法。

3.操作要領：

①患者取坐位，醫者側立，運氣後用掌根輕摩胸部並點乳根穴，再循陽明點推六～十二遍。

②用掌部（內勞宮穴）作運氣振盪手法，從乳房腫結處向乳頭，邊振邊推至硬結變軟或消散為止，以局部發熱為佳。

③運氣捏拿肩板筋，循腋窩用拳頂住腋下淋巴結部位，把前臂往下拉。

上述均為瀉法，使患者感覺乳房部有輕鬆感，使乳汁通暢。

4.注意事項：氣功點穴對此症尚有袪瘀活血、疏通乳汁、消炎止痛等作用。一般早期患者經過三～五次治療即可痊癒。

二三、腸梗阻

1.病因與症狀：腸梗阻是指手術後粘連性腸梗阻，是腹腔手術後的繼發症之一。中國醫學認為：腸為「傳化之腑」，以通降為順，滯塞為逆。如果通降功能失常，致氣血痞結即可發病。而現代醫學則分為單純性和絞窄性腸梗阻兩類。氣功點穴對單純性腸梗阻較為有效。常出現陣發性腹痛，並反覆嘔吐，吐出物可為黃綠色液體，甚至糞汁，腹脹，無排氣，無便意，絞痛時常伴有尖銳腸鳴聲，並可出現腸形等症狀。

2.治療手法：採用運氣點按、揉、捏脊、摩腹等手法。還可參照胸腹部氣功點穴常規手法。

3.操作要領：

①患者仰臥，醫者側立，運氣後先以胸腹部氣功點穴常規施術。手法要求輕柔圓潤，邊揉邊摩，反覆六～十二遍。可循胃經點按至足三里。以患者有排氣為宜。

②患者俯臥位，醫者側立，運氣後先按揉督脈，再進行捏脊。

以上均用平補平瀉法，以活血祛瘀，通氣止痛。

4.注意事項：中國醫學論述：「不通則痛，通則不痛」，本病通過氣功點穴治療，有利於促進胃腸蠕動，使之排氣，腹脹症狀減輕，以緩解或解除腸梗阻，恢復腸腔通暢，達到通塞導滯、理氣止痛的目的。

二四、糖尿病（又稱消渴症）

1.**病因與症狀**：糖尿病的發生、發展以及復發，中國醫學認為：主因長期恣食甘肥，喜醇酒厚味，損傷脾胃，脾胃運化失調，釀成內熱蘊結，化燥消穀耗津，而發為消渴，故此古稱「消渴症」。公元前二世紀黃帝內經中還有記載。在臨床上又常分為上消、中消、下消等三種症狀。現代醫學認為與精神生活、環境、肥胖、飲食、酒色、久服丹藥等諸因素有關。故稱為一種新陳代謝疾病。其主要臨床症狀為血糖過高，並有尿糖，常表現多尿、多飲、多食、疲乏消瘦等症候群。嚴重時可發生酮症酸中毒。糖尿病患者經常合併有心、腦、腎、微血管病變，肝膽系統病變，神經系統病變，皮膚病變，各種感染等症狀。

2.**治療手法**：用氣功點、按、振、揉、捏脊等手法。

3.**操作要領**：

①患者仰臥位，醫者坐或立於一側。用一手拇、中指運氣點、按、揉天樞、顫中穴，一手指點、按、振陰陵泉三～五分鐘；再一手按推揉氣海、陰交、關元，一手點振三陰交、上脘、中脘、建里。最後點揉足三里，運氣推揉梁門等穴。

②患者取仰臥位，醫者一手指運氣按揉章門，一手指運氣點按肩井，再點揉足三里、內關等穴。

③患者俯臥位，醫者運氣後用雙手拇指分別按揉點肺俞三～五分鐘；再用雙掌內勞宮穴發氣按揉脾俞、胃俞、腎俞三～五分鐘；最後捏脊六～十二遍。

④辨證取穴：(1)上消症：用氣功點、按、揉俞府、梁門、上脘、內關、章門、肩井、肺俞、合谷等穴。(2)中消症：用氣功點、按、揉天樞、中脘、建里、足三里、脾俞、章門、氣海等穴。(3)下消症：用氣功點、按、揉關元、氣海、腎俞、三陰交、陰陵泉、足三里、天樞、膈俞等穴。

4.注意事項：

①上述均用平補平瀉法，以健脾胃、理肝氣，補肺、胃、腎三臟之熱灼陰虧、增強協調水穀的潤化轉輸功能，促進新陳代謝作用。

②氣功點穴治療糖尿病，在於糾正糖代謝的紊亂，促進胰島細胞生長發育，恢復β細胞的功能，防止併發症，減少死亡率。

二五、腰痛（腰腿痛綜合症）

1.病因與症狀：腰痛包括急性腰扭傷、腰肌勞損、腰背筋膜炎、腰椎間盤突出症等，在臨床上常見腰痛有屈伸活動受限，局部有明顯壓痛或腫脹，甚至疼痛向下肢放射。同時因天氣變化，甚至症狀加重。而中國醫學認為風濕、腎虛、閃挫等是導致腰痛的重要因素。

2.治療手法：用腰背部氣功點穴常規手法，並配合辨證施治。

3.操作要領：患者取俯臥位，雙臂彎曲平放肩前，在胸腹下及雙踝部墊枕。醫者側立，以掌從大椎沿督脈向下運氣按摩至命門（或八髎穴處），再沿膀胱經自上而下行運氣振摩法六～十二次。

4.辨證方法：

①風濕性腰痛：⑴症狀：因受風、寒、濕等因素引起腰痛酸楚，陰雨天加劇。⑵治法：沿大腿後側按摩膀胱經至足跟部，運氣於掌振摩腰部至發熱輕鬆為止。⑶理法：用平補平瀉法。⑷作用：驅風利濕、散寒止痛。

②腎虛性腰痛：⑴症狀：因腎精虧損所致。腰痛伴有遺精盜汗、頭暈耳鳴、四肢酸軟。⑵治法：運氣揉按一～五腰椎，沿小腿內側足三陰經點揉按至內踝，反覆六～十二遍。⑶理法：可採用補法。⑷作用：補腎固腰、滋陰壯陽。

③閃挫性腰痛（急性腰扭傷）：⑴症狀：因跌撲閃挫等損傷腰肌而致腰痛及活動受限，且常伴有姿勢異常。⑵治法：運氣後捏揉腰肌兩側六～十二遍，再用手指點撥膕窩部及承山穴，旨在解除痙攣，以緩解疼痛。⑶理法：可採用瀉法。⑷作用：活血散瘀，解痙止痛。

5.注意事項：

①氣功點穴治療急性腰扭傷前，要仔細認真地進行檢查，必要時攝腰部X光片，以排除骨折、結核、腫瘤等引起的腰痛。若有骨折、結核和腫瘤，則禁止按摩。

②氣功點穴治療後應囑患者適當休息，並指導病人加強腰背肌鍛鍊，以鞏固上述治療的效果。

二六、類風濕性關節炎（骨痹）

1.病因與症狀：類風濕性關節炎又稱為風濕樣關節炎。它是一種慢性及多發性的關節病變。臨床上可分為周圍型（病變發生在四肢）和中樞型（病變發生在脊柱，稱為類風濕性脊柱炎或強直性脊柱炎等）兩類。從中醫學來看，此病屬於痹症中的骨痹。

本病發生原因尚未完全清楚，臨床上遇到的患者常主訴因受寒或外傷以後發病。在臨床上，常為多關節游走或兩側對稱性發作，往往從頸椎手指關節或骶髂關節開始，然後逐漸發展到其他大關節。在發作之前，常表現全身衰弱，精神萎靡，食慾減退，自汗盜汗，血壓低，體重減輕並有低熱、婦女有月經不調等症狀。

此外，就本病的早期與晚期症狀作以下比較：

①早期症狀：病變在四肢者，常由手指、腳趾、腕、踝等小關節首先出現關節疼痛、腫

脹酸楚等。脊柱病變常由骶骼關節開始，向上蔓延至腰椎、胸椎甚至頸椎。數周或數月後，患者感覺關節活動不自然，並有局部壓痛、關節活動時有格格之聲。晚間疼痛較甚，晨起更重，稍經活動後則症狀減輕。

②晚期症狀：關節活動嚴重障礙，出現關節畸形，骨性強直、肌肉萎縮、甚至癱瘓。病變在四肢者，其手指關節和腕關節可出現強直，並向尺側方傾斜，指關節成梭形，屈伸嚴重受限，甚至可影響到肘、肩關節；下肢則可出現踝、膝、髖等關節強直，嚴重影響下肢運動。病變在脊柱者常會形成「駝背」畸形，發生呼吸困難，頸部活動明顯障礙，伴有頭向前傾等症狀，突然仰頭者往往會猝死。

2.根據病變採取辨證施治：

①病變在四肢者（稱周圍型）。⑴治療手法：用四肢關節氣功點穴常規，並配合氣功推拿、點按、牽伸等手法。⑵操作要領：Ⓐ推拿法：患者俯臥，醫者立於一側，用氣功推拿法施於臀部，向下至小腿後側，順髖、膝、踝、趾關節作重點治療，並配合牽伸法，以透熱感為宜。Ⓑ點按法：患者取坐位，醫者立於一側，用掌點按法置於患者臂內，外側施治，從肩部至腕部，反覆六～十二遍。有關節活動障礙者，醫者可使振動法，同時配合關節屈伸、旋轉等被動活動。時間約十分鐘左右。Ⓒ牽伸法：患者取仰臥位，醫者立於一側，先用按拿法以疏鬆大腿至小腿的內外側肌肉。再進行下肢的外旋、外展活動，踝關節的屈伸及內外翻活

動。對髖、膝、踝關節病變部位可行牽伸法，以促進血液循環，以患肢有熱感為宜。

②病變在脊柱者（稱中樞型）：⑴治療手法：用背部氣功點穴常規手法及配合氣功推振、按摩、點壓等手法。⑵操作要領：Ⓐ推振法：患者取坐位，醫者立於患者一側，用掌推振患者頸項兩側及肩部，並配合頸部左右旋轉及後伸活動。運氣推振時以患者頸部有熱感為宜。Ⓑ按拿法：患者取俯臥位，醫者側立，於患者腰背部沿脊柱兩側，從大椎穴至命門穴上下反覆施用按拿法，或配合使用振顫等手法，以促通督脈及膀胱經。Ⓒ點壓法：患者取俯臥位，醫者側立，用氣功點壓法施於脊柱兩旁，從大椎穴至八髎穴，向下再點壓兩下肢至湧泉穴，反覆六～十二遍，或配合平推手法，反覆六～十二遍。

3.注意事項：

①囑患者進行適當的氣功訓練，以增強機體抗病能力，但不能過度疲勞。平時要注意營養和保暖、節制房事等。

②本病是較頑固的慢性疾病，應採取早期治療和加強功能鍛鍊，一般能恢復或基本恢復病變關節的活動功能。但到晚期骨性強直後則預後較差，一般只能基本控制其病情發展，減輕局部症狀。再病變關節的活動功能，必須堅持長期的鍛鍊，才能得到改善。

③對於六十歲左右的患者，因有骨質疏鬆等變化，禁忌牽伸法及突然頭前屈運動。最好攝X光片後，再行氣功點穴手法治療。

二七、坐臀風（坐骨神經痛）

1.病因與症狀：中國醫學認為，坐臀風多因肝腎不足、勞損和風、寒、濕侵襲所致。疼痛自患側部臀部沿下肢後外側放射至足跟，或呈牽引痛或痲痺感。翻身、彎腰、蹲坐、行走均感困難，臀部、膝部膕窩、小腿後部有明顯壓痛，咳嗽、打噴嚏可使疼痛加劇，日久可導致下肢肌肉萎縮等症狀。

2.治療手法：採用運氣按壓、點揉、推摩、振顫等手法。

3.操作要領：

①運氣按揉法：患者取俯臥位，醫者側立，運氣後先按揉腰骶、臀部，再沿下肢後外側自上而下反覆操作六～十二遍，以舒經活絡。

②運氣振顫法：患者側臥位，醫者立於病人背側靠臀部處，沿下肢後外側行振顫法五～七遍。有疏通氣血、鎮靜止痛作用。

③運氣推摩法：醫者以右手掌根著力，在病人患肢後側和外側行運氣推摩法，反覆操作六～十二遍。此法有鬆弛肌筋、緩解疼痛的作用。

④上述均用瀉法。

4.注意事項：

①本病相當於現代醫學的「坐骨神經痛」，可分為繼發性和原發性兩類。多數患者繼發於腰椎間盤、腰椎關節和骶髖關節病變。

②氣功點穴對本病效果顯著，特別是對風濕原因所致者療效較佳。一般治療十二～二四次，皆能改善或痊癒。

③腰椎間盤突出症伴有本病，且病程較長，恢復較慢，可配合針灸、穴位藥物注射、理療等，以提高療效。急性期適當臥床休息。病情好轉就要結合適當的功能鍛鍊。

二八、小腿肌痙攣

1.病因與症狀：小腿肌痙攣多因下肢長途跋涉或游泳，或過度勞累，或露宿遭受寒冷侵襲等引起。多見於小腿不能伸屈，以至抽痛難忍，不能站立，足趾、踝部有屈伸牽拉性疼痛等症狀。

2.治療手法：採用運氣拍打、捏拿、按揉、點穴等手法。

3.操作要領：

①運氣拍打法：患者取臥位或坐位，醫者立於一側，運氣後用掌置於小腿部適當用力拍打，目的使痙攣鬆解消散。

②運氣點按法：運氣後，按膀胱經諸穴，從臀部至足跟反覆三～六遍，以通經活絡，舒

經止痛。可採用瀉法。

③運氣捏拿法：運氣者捏拿患者的小腿部痙攣肌筋，自上而下反覆操作六～十二遍。以活血導瘀、解痙止痛。

4. 注意事項：

①小腿肌痙攣，即比目魚肌和肝腸肌痙攣，氣功點穴能解除痙攣，疏瘀止痛。

②預防小腿肌痙攣保健手法：⑴用兩手掌根揉搓大腿肌肉，自上而下輕快地旋摩、振顫六～十二遍。⑵先用手指自上而下捏拿小腿肌肉，後用拇指點、按、揉湧泉穴（腳心），至發熱為止。此法對預防運動員的游泳抽筋、重體力勞動者的小腿肌痙攣均有保健作用。

二九、膝關節風濕痛

1. 病因與症狀：膝關節風濕痛是由於風濕侵襲膝關節而引起該關節酸痛的一種疾患。其病因多因久居寒冷潮濕的環境中，或汗出入水，或膝關節受外傷後復感寒濕等引起。常見症狀為膝關節內或外周筋腱酸痛，嚴重時行走困難，髕腱反射，久治不癒者並伴關節腫脹或炎症性疼痛等表現。

2. 治療手法：用氣功點按、推摩、振顫等手法，或配用下肢氣功點穴常規手法。

3. 操作要領：

①氣功點穴按法：患者取仰臥位，醫者立於患側，運氣後用掌點按或振顫患者雙膝關節疼痛部位，並用指點按鶴頂、膝眼、陽陵泉、足三里等穴，以患者有透熱輕鬆感為宜。

②氣功推摩法：患者取仰臥位，醫者側立，氣運至掌置於患膝部再進行推摩法，以患者有透熱輕鬆感為宜。

③氣功振顫法：患者取俯臥位，醫者側立，氣運至掌置於患膝膕窩部施振顫手法，配合點委中、承山、承筋等穴，以患部有熱感為宜。

4.注意事項：

①預防復發：經常進行股四頭肌的功能鍛鍊，以防膝關節攣縮和強直。

②保護好膝關節，避免其外傷。注意膝關節保暖，以防寒濕侵入。

③經常進行氣功訓練，以增強全身的抵抗力。

三十、踝關節損傷

1.病因與症狀：急性踝關節損傷，又稱「扭腳脖子」。在損傷後，由於關節韌帶撕裂，毛細血管損傷破裂，造成皮下出血、腫脹、青紫，重者影響活動，腳不能著地。如處理不及時，方法不當，積血和軟組織機化，使關節腫脹、疼痛，經久不癒，導致局部慢性炎症、血液循環和功能障礙。

。

2.治療手法：用氣功點、按、推、牽伸及振動等手法。還可配合下肢氣功點穴常規手法。

3.操作要領：

①運氣推按法：患者取坐位或仰臥位，醫者運氣後用一手拇指放於外踝前側，中指指腹壓於食指甲上，放置內踝後側，以食指沿內踝後側向後推按，並發氣按壓相當脛骨後肌腱鞘和屈趾於肌腱鞘所在部位，以腳趾前端有麻木感為宜。

②運氣按振法：醫者一手拇指放於患者踝關節前側，相當於脛骨前肌與趾長伸肌腱鞘之間，其他四指放於內踝後側，運氣按振壓踝關節前側間隙，患者有拇趾麻熱感即可。

③運氣牽振法：醫者一手握緊腳趾，向上牽伸外翻足部，擴大踝關節內側間隙，另一手拇指按壓內側關節間隙，然後仍在牽伸下內翻足部，擴大踝關節外側間隙，另一手以拇指按壓外側關節間隙。最後使用運氣振動法，使局部有熱麻輕鬆感為宜。

4.注意事項：

①踝關節損傷早期有內出血時忌用劇烈揉捏及功能鍛鍊，待內出血停止後，方可進行氣功點穴治療。

②操作時切勿用力過猛，以免加重原有的損傷。

③對於慢性踝關節炎症及損傷的患者，應用氣功點穴、振動法，臨床效果很好。但治療

手法宜輕揉，治療時間比急性踝關節扭傷時間稍長。

三一、上肢關節扭挫傷

1. **病因與症狀：**上肢關節扭挫傷，包括與肩、肘、腕、指關節扭挫傷，多為急性損傷與慢性勞損引起，常見有損傷處腫脹疼痛，活動功能障礙，如果治療不當，極易產生關節強硬、肌肉萎縮等症狀。

2. **治療手法：**用運氣點壓、按揉、搓捏、牽伸、矯正、振顫等手法。

3. **辨證施治：**

①肩關節扭挫傷的辨證手法：具體操作方法與肩周炎的氣功點穴治療手法基本相同。治療前應用損傷處運氣振顫法，使之有熱感，以促進血液循環和消腫止痛。

②肘關節扭挫傷的辨證手法：先於損傷處運氣振盪手法，再沿手陽明經向下捏拿及輕理筋手法，配合點壓痛點，可反覆作六～十二遍，其作用為舒經活絡，祛瘀止痛。

③腕關節扭挫傷的辨證手法：於傷處先用運氣振盪法，然後運氣點穴按摩患部深層組織至有熱感為宜，醫者五指與患者五指交叉並相對撥筋，牽伸並搖轉背屈腕關節，以活血散瘀，通經止痛。

④指關節扭挫傷的辨證手法：在傷處用運氣振盪手法後，採用牽伸與矯正指形法，再行

搖、抖搓患指。凡筋腱撕裂傷者忌重點穴手法，可將患指與健指靠攏固定兩周，以促進筋腱的修復。早期應及時配合自我練功鍛鍊。

三二、下肢關節扭挫傷

1.病因與症狀：下肢關節扭挫傷，包括髖、膝、踝、趾關節等，多為急性損傷與慢性勞損引起。常見於損傷局部瘀腫、疼痛、關節活動障礙等症狀。

2.治療手法：運氣後作推、擦、搓、揉、牽伸等手法。

3.辨證施治：

①髖關節扭挫傷的辨證手法：對老年人髖關節損傷應注意與股骨頸骨折相鑒別。治療手法：一般扭挫傷用掌側運氣推摩局部傷處，以輕緩慢著力，從髖部沿足陽陰明經向下，捏拿反覆六～十二遍。可採用瀉法。有通經活絡消腫止痛作用。

②膝關節扭挫傷的辨證手法：運氣至手掌摩膝關節發熱輕鬆為宜，再行指點按膝眼。關節積液者，可行運氣振盪等手法。均可用瀉法。其作用為：祛瘀消腫，活絡止痛。

③踝關節扭挫傷的辨證手法：運氣後行輕推、分摩、按壓患處，屈伸搓擦踝關節。如筋腱撕裂可行及時包紮固定，有消腫止痛，舒筋活絡，促進筋腱修復的作用。

4.注意事項：

①氣功點穴對各關節扭挫傷的治療效果顯著，一般經過三～五次治療後，均能獲癒。對伴有筋腱撕裂者，應給予適當固定包紮，以促進其修復。

②對關節扭挫傷伴有皮下血腫者，可先在患部採取加壓包紮，待血腫減退吸收後，再行氣功點穴治療，而不過早施用手法治療。

三三、腦炎後遺症

1.病因與症狀：主要見於乙型腦炎、腦膜炎以及痲疹、猩紅熱、中毒性痢疾等其他傳染病合併腦炎所引起的後遺症。中國醫學認為，由於感染暑濕病邪引起。在臨床表現上比較複雜，一般分為三種情況：

①表現精神異常，表情痴呆，抑鬱不樂，反應遲鈍或興奮不安，智力減退或喪失。

②逐漸出現吞咽困難、失語、失明、失聽或語言不利，視力、聽力減退。

③嚴重時肢體癱瘓，一般為痙攣性，雙下肢可呈剪刀樣步；如頸部橫斷損傷引起四肢癱瘓時，可出現角弓反張或共濟失調，並有全身性和侷限性癲癇發作等症狀。

2.治療手法：用氣功點穴導引和掐、拍、振等手法。

3.操作要領：

①氣功點穴導引：囑患者仰臥位，醫者操作時將丹田氣運至一手掌，再置於患者的頭頂

部（百會穴）用意導引，將患者體內濁氣直導引經湧泉穴至體外，有活血化瘀的作用。

②運氣掐切法：醫者操作時必須用丹田氣，對患者的甲根、指（趾）關節要有節律地緩慢運氣掐切六～十二遍，合併畸形者，髖關節內收攣縮採用分髖法。

③運氣拍振法：沿前額到枕後分三條線，進行拍振法，必須掌握輕重適宜，達到活血健腦，勿用力過重引起頭暈等。

④運氣點穴法：根據症狀選穴，⑴失明者：運氣點振醫上、內眦、內眦上、扶明、睛明、瞳子髎；⑵耳聾者：運氣點按翳風、聽宮；⑶舌外伸者：運氣點按須底、頜底、頜角；⑷頸強直者：運氣點按分撥風池及頸部活動；⑸面癱者：按面神經麻痺治療。⑹舌咽困難者：運氣點按天突、捏揉胸鎖乳突肌。

⑤關節功能訓練：在進行氣功點穴治療期間，應鼓勵患者堅持患肢主動與被動鍛鍊，下肢做抬腿、屈伸腿、屈髖；小腿內收、外展、伸、屈動作；上肢的肩關節內收、外展、前屈、後伸、上舉動作；做肘、腕關節屈伸活動，同時還可選擇進行氣功八段錦、吐納健身功、健美功等鍛鍊。偏癱者，要重視上肢的鍛鍊，頸部強直者，忌頸部被動屈曲動作。對於小兒特別要加強患側指抓拿食物鍛鍊。

⑥語言智力康復：當智力開始好轉時，即應開始語言和智力的訓練，應從簡單的語言開始，如叫患者的名字、數一些數字等。對發音困難者，可叫張口示意，逐漸練習發音，即使

有微小進步，也需加以鼓勵。對小兒應進行選擇性鍛鍊。

此外，氣功點穴治療腦炎後遺症，一般近期效果好（一年以內），病程時間長或五歲以上的小兒則效果差。對於合併癲癇的患者，不適宜氣功點穴治療。

三四、腦性癱瘓（又稱小兒五遲症）

1.病因與症狀：腦性癱瘓亦稱小兒五遲症，多因先天不足，母體素弱或後天喂哺不當，飲食不節，脾失健運，水精不布，氣血兩虧，使嬰兒不能正常發育生長所致，常出現為肢體軟弱，筋骨不固，四肢無力，站立不穩，行步困難，牙齒遲遲不出，頭髮稀疏萎黃，一般二～三歲仍不會說話，神情呆鈍等症狀。而現代醫學稱為「腦性癱瘓」。

2.治療手法：用氣功點壓、捏脊、按摩等手法。

3.辨證施治：

①髮遲：即頭髮生長發育遲緩。其手法是待醫者掌心運氣發熱後，再按摩患兒頭頂（百會處），推前額後頂髮際，還可用掌心進行振盪法，反覆六～十二遍。均用平補平瀉法，以疏通諸陽經，促進頭髮生長。

②齒遲：俗話說：「七坐八爬、九長牙」，小兒於一周歲還未長乳牙，或乳牙脫落後一年餘不長恆牙，多是腎氣未壯，脾氣未充。治以補腎壯腎、調理脾胃。可配合捏脊，揉腰腎

，指旋摩上唇、下頷等手法，反覆六～十二遍。

③語遲：小兒四～五歲尚不能言語者，多因心氣不足，智力不發達而語言遲緩，臨床應注意與聾啞相鑒別。若有聽覺，則屬語遲。可配合運氣指點節按項後經上入髮際，揉按下頷及咽喉部，循肩臂太陽經、陽明經至虎口，反覆六～十二遍。均可用平補平瀉法。有通竅益智、健脾補腎的作用。

④行遲和立遲：指小兒在三～四歲尚不能行走，或只能站立，而下肢振顫無力不能開步者，可配合揉按腰骶部（八髎穴）十～十五分鐘。運氣輕推、捏拿下肢並牽伸趾關節，反覆操作六～十二遍。均用補法，以益氣血、壯筋骨、補肝腎。

⑤骨遲：嬰兒骨骼發育遲緩，臨床常表現食慾減退，面黃肌瘦，四肢痿弱，個子矮小等。可配合行胸腹部氣功點穴常規手法，掐十指掌側中節，反覆按揉六～十二遍。均用補法，以和胃健脾，補胃養血。

4.注意事項：

①氣功點穴對腦性癱瘓後遺症的治療效果比較顯著，一般採用十二次為一療程。可暫停七～十五天後，再進行第二療程。

②平時須注意小兒的衣、食、住、行，定時定量，忌過飢過飽，或油膩，並給予補充適量的營養。

③督脈為諸陽之海，內有脊髓，外系兩旁，五臟俞穴。採用運氣點按，捏脊沿督脈循行路線，可疏通經氣，補養五臟，以增進小兒抗病力。

三五、偏　癱

1.病因與症狀：發生偏癱的病因有多種，臨床上較多見的是由於腦血管病，如腦溢血、腦血栓形成、腦栓塞、腦血管痙攣等引起。腦溢血多數是由於高血壓及動脈硬化所致。此外顱腦外傷，顱內腫瘤等也可能引起偏癱。

中國醫學認為多因臟腑陰陽平衡失調或憂思惱怒，導致肝陽偏亢，或飲酒暴食，或情志過極，痰濕過重，精氣虧乏等為其發病因素。其臨床上常表現為：由於腦血管意外引起突然昏倒，半身不遂，口眼歪斜，口流涎，言語不清或失語等。患者在發病急性期，可有一段時間表現弛緩性癱瘓，後期一般為痙攣性癱瘓。其主要表現：患側肢體的肌肉常出現痙攣，如手呈握拳狀，肘關節呈屈曲狀不易伸開、下肢則相反，呈現伸直性痙攣，膝關節僵直，踝關節呈下垂足，背屈功能障礙，邁步時足向外繞圈。

2.治療手法：用氣功點穴、氣功導引、氣功按摩等手法。

3.操作要領：

①氣功點穴導引：囑患者仰臥位或坐位，醫者將丹田氣運行至手部內勞宮。手置於患者

的頭部（百會穴）用意導引，將患者體內濁氣直導引經湧泉穴至體外，起到舒通經絡，調和氣血的作用。

②點穴按摩：囑患者仰臥位，醫者將丹田氣運至兩手部，再手置於患肢部位的經穴處進行氣功點穴按摩法。順序是從患肢遠端到近端，或循經絡走行方向進行。

③關節功能訓練：醫者首先囑患者積極配合，增強戰勝疾病的信心，進行主動或被動鍛鍊，增強四肢關節活動。早期床上坐起，而後徒手站立，持物走，必須在有人保護情況下進行。通過運動促進血液循環、增加關節可動域、防止畸形，以使功能恢復。

④對症處理：⑴對失語症有舌伸縮障礙者，可行食、中指運氣點按舌根三～五分鐘，再行氣導引將舌向外牽拉。配合運氣點頦孔、迎香、四白、承漿、垂根等穴。面部肌麻痺、發不出音者，點按天突、人迎穴等。其他語言訓練同腦炎後遺症的治療手法。⑵面神經癱瘓者，可參照面神經麻痺治療。

4.注意事項：

①急期處理：現代醫學認為：偏癱急性發作期應臥床休息，儘量少搬動，密切注意觀察呼吸、血壓、脈搏、瞳孔、意識、體溫的變化。對高血壓引起的腦血管意外者，注意調整血壓，必要時服降壓藥。對腦出血引起者，可用六—氨基乙酸及止血敏等藥物。對中度及大腦皮層下血腫，經藥物治療而顱內壓繼續升高及小腦出血者，可用外科手術治療。

②早期預防：偏癱早期要做到：「三預防、一保持」，即預防上呼吸道感染，預防泌尿系感染，預防褥瘡發生，保護關節功能位。在患者尚未發現主動運動之前，要保持偏癱側肢體的功能位置（一般要把偏癱側肢體放於健側肢體之上），預防關節攣縮變形。即由肩關節功能位敬禮勢（外展五十度，內旋四十度）變換為上肢下垂於體側位。上述兩種姿勢每日變換多次。肘關節由九十度屈曲位，變換為伸直位，以防止屈曲和伸直畸形。腕關節背屈三十～四五度位，手指輕度屈曲，手中可握直徑四～五公分長方形物體。髖關節伸直，腿外側可放置沙袋或枕頭，防止下肢外展外旋位。膝關節伸直位，防止屈曲畸形。踝關節保持九十度直角位，防止足下垂。

三六、外傷性截癱

1.病因與症狀：多數由於外傷引起脊椎骨折、脫位，造成脊髓不同程度的損害而致軀幹及肢體的運動及感覺功能障礙，甚至喪失。還有脊髓因受急、慢性炎症及腫瘤侵害所引起，最終導致感覺運動障礙，大小便機能失控等一系列臨床表現。根據損傷的部位、程度、範圍的不同，其臨床表現也不同。截癱若處理不當易合併褥瘡、泌尿系感染和腸痲痺等。中醫認為是由於五臟之熱耗灼津液或因熱阻陽明而致胃津不足，使皮、肉、筋、骨失其所養或跌撲損傷、督脈受損、帶脈不運等而成痿症。

2. 治療手法：用氣功點、按、壓、揉及關節功能訓練等方法。

3. 操作要領：

①氣功點穴導引：囑患者仰臥位全身放鬆。醫者將丹田氣運行至手掌，再手掌於患者的頭頂部（百會穴），以意領氣進行導引。將患者體內濁氣直接導引經湧泉穴至體外。同時還可以導引四肢運動，增強全身血循環和關節功能運動。

②運氣按揉法：囑患者仰臥位全身放鬆。醫者將丹田氣運行至手掌，再置手掌於患者肢部位進行按揉，順序是從遠端至近端，或循經走行方向進行按揉。

③運氣點壓法：先囑患者俯臥或側臥位（患肢向上），醫者運氣後，一手掌置於大椎穴，另一手置於命門穴，使上下經脈通暢。然後再由上至下順脊柱膀胱經（督脈）進行點壓、揉、拍打法。

④關節功能鍛鍊：囑患者仰臥位，醫者幫助患者進行主動運動和被動運動的指導。早期床上進行抬臀挺腰，後進行仰臥起坐。後期持物站立，必須有人保護下進行，通過功能鍛鍊，有助於增加循環，防止關節畸形，促進關節功能恢復。

⑤辨證施治：⑴大小便失禁者，可運氣點按撥坐骨結節、股內、恥旁、曲骨、腎俞、足三里、三陰交、陽陵泉等穴。用意念法：先練腹式呼吸法，呼氣時隨臂下降，手掌緩緩向下按壓，觸及下腹部，尿道向下有痲、脹、熱感為佳。⑵腹肌張力低下的患者，可行運氣拍打

腹肌。⑶大便失禁者，運氣按壓，按撥扶下、臀外、腰眼等穴。⑷小便失禁伴有腹肌力低者，均可採用運氣腹部拍打法，患者以腹式呼吸法，吸氣時進行拍打，呼氣放鬆，意守丹田（臍下一・五～二寸處），開始可拍打八～十二次，隨著患者氣力增加，可逐漸增加拍打次數和力量。

⑥截癱病人的自我練功與氣功點穴，應根據癱瘓的程度、功能障礙及全身病情區別進行。⑴對痙攣性截癱患者宜練放鬆功、內養靜功，並給予適當的輕手法的氣功點穴按摩治療。⑵對弛緩性的截癱患者，宜練行氣導引功，並給予中等力量手法的氣功點穴按摩治療。⑶癱瘓肢體肌肉的肌力為零級者，給予癱瘓肢體各關節的被動性醫療練功，同時病人用大腦的意念作引導性肌肉收縮運動。⑷癱瘓下肢肌肉的肌力一—二級者，把癱瘓下肢擺在一種容易完成動作的位置，讓病人練意念導引功，囑病人用意念將「氣」行至癱瘓肢體，以加強已經出現的肌肉主動運動鍛鍊。也可由醫者（或旁人）幫助病人完成他不能完成的部分練功動作。⑸癱瘓下肢肌肉的肌力達三級者，應作主動性醫療練功，力求癱瘓肢體處各關節都活動到，同時配合自我保健按摩。如果此時病人能夠站立，可練站樁功並逐漸增加練功時間。⑹癱瘓下肢肌肉的肌力達四級者，應主要練增加肌肉力量的各種動功。如易筋經、太極拳、氣功八段錦、健美功等。⑺有泌尿系感染和功能障礙者，練習小周天行氣功或意守下丹田功。還要鼓勵患者多飲水，防治泌尿系感染。

三七、面神經麻痺

1. **病因與症狀**：根據病因分為周圍性和中樞性兩種。周圍性面神經麻痺，多由於急性非化膿性莖乳孔內面神經炎所致。面部受冷風侵襲常為誘因。還有人認為與病毒感染有關，如慢性乳突炎、中耳炎等也繼發此病。中樞性面神經麻痺主要因血管或腦腫瘤等導致。故稱為面癱，俗稱為「歪嘴巴」。在臨床上常見周圍性神經麻痺，發病急，致耳後部可出現疼痛，繼而面部表現肌癱瘓，而出額紋消失，眼不能閉合，鼻唇溝變淺，嘴角歪向健側，進食時患者則口腔存食，並可有同側舌前三分之二味覺減退或聽覺過敏。病程長者可因患側面肌攣縮而嘴角歪向病側，稱為倒錯現象；或出現面肌跳動等。而中樞性面神經麻痺；其臨床表現僅限於臉面下部的肌肉癱瘓，對於閉眼、皺額皺眉等均無障礙，且常伴有肢體癱瘓等。

2. **治療手法**：用氣功點、推、按等手法。

3. **操作要領**：

①氣功點穴導引：操作時：⑴囑患者仰臥位，醫者先運氣至手掌，再置於患者的頭部（百會、神庭穴），以意引氣進行導引，將患者體內濁氣排除體外。⑵同時對中樞的面癱者，應用氣功點穴導引方法，促進患側關節功能活動，增加全身血液循環。⑶對周圍性面癱者，醫者可直接用氣功點內眦、內眦上、迎香、四白、颧孔、颧三角、垂根等穴。

②運氣推按法：對周圍性面癱和上眼瞼下垂者，也如此進行推按點穴法。進行面部推按，由頷下至前額進行。對中樞神經性面癱，還必須加強患側的肢體的功能鍛鍊，也可行推按、拍打等手法，以促進血循環和功能恢復。

③面肌的功能恢復：患者必須每日堅持做鼓腮、皺眉、抬額、閉眼、皺鼻等鍛鍊。對中樞性面癱者，還應增加四肢關節的活動，以加強關節的活動功能。

三八、小兒遺尿

1.病因與症狀：發病原因可能與隱性癲癇、膀胱括約肌功能障礙，或因包莖、龜頭炎、蟯蟲所致的興奮性增高，或與精神刺激有關，少數患者是先天性骶椎裂所致。常見小兒在熟睡時不知不覺遺尿，醒後方知，患者入睡後，多無意識或夢中排尿，有的排尿後立刻覺醒，有的起床時發現。白天並無排尿障礙等症狀。

2.治療手法：用氣功點穴、捏脊等手法。

3.操作要領：

①運氣點穴法：患者仰臥位，醫者側立，運氣後以指點按腱內、三陰交、股內、溝中，坐結三～六遍。以小腹部有緊縮熱感為宜。

②運氣捏脊法：運氣後從患者骶尾部長強穴開始捏脊至大椎下，反覆操作六～十二遍。

以舒通經絡、調達臟腑、滋補氣血、增強抗病的能力。

三九、小兒消化不良

1. **病因與症狀**：小兒消化不良又稱小兒腹瀉，多在夏、秋季發生，為二歲以下嬰幼兒常見的疾病。輕型者稱單純性消化不良，重型者稱中毒性消化不良。多由於喂養不當，內傷飲食或感受暑濕、飲食不潔、脾胃受損、健運失調引起。臨床上常以腹瀉為主要症狀，大便每日數十次，呈稀糊狀或蛋花樣，伴有粘液，體溫正常或略高，噁心嘔吐。嚴重時患兒出現頻繁嘔吐，導致精神萎靡或煩躁不安、面色蒼白、口唇櫻紅、呼吸深快、前囟和眼眶內陷、皮膚彈性差、尿少或無尿，脫水嚴重者可出現休克抽搐。

2. **治療手法**：用胸腹部氣功點穴常規手法，並配合點、按、推、摩、捏脊等手法。

3. **操作要領**：

①患兒由一人扶抱或半臥位，醫者手掌運氣有熱感後，行推拿胸腹部及旋摩臍部。再行胸腹部氣功點穴常規，反覆六～十二遍。以促進患兒腹部血循環，增強腸蠕動功能。

②點按腰背部脊椎兩側經穴，然後由上而下捏脊。腹瀉次數較多者，可運氣點按或推龜尾穴，並用一指端運氣後向上頂壓長強穴發功，以通督脈，有行氣活血、運調臟腑的功效。

③運氣後用指點按雙側足三里穴，並配雙側內關穴，反覆六～十二次，可用瀉法。有健

脾益氣、溫陽止瀉的作用。

4.注意事項：

①氣功點穴對小兒腹瀉療效很好，能使症狀逐漸減輕或消失，能縮短病程，特別對大便次數過多的患兒，效果更為滿意。

②捏脊方法應在每天清晨或飯前進行，忌飽食後進行。捏脊後，需休息片刻再進食，同時，要注意飲食衛生，注意保暖，預防感冒。

③治療時要注意觀察，如發現中毒型腹瀉，患兒因體液耗失過多，常出現前囟、眼眶明顯凹陷、口腔粘膜乾燥、皮膚乾枯、煩躁不安或昏睡等表現，應行兒科急診治療。

四十、小兒肌性斜頸

1.病因與症狀：小兒肌性斜頸，在臨床上常分為肌強牽拉性斜頸與肌軟鬆弛性斜頸兩種。當前大多數學者認為該病與損傷原因有關。多見在分娩時一側頸肌受產道或產鉗擠壓受傷出血，血腫機化形成攣縮；或幼時發高燒，使頸肌弛緩等所致。臨床上常見患兒出生後，頸部一側可發現長形腫物（有的經半年後，腫物可自行消失），頭部向患側斜而顏面部旋向健側。肌軟弛緩性斜頸，旋轉時頭部不自主偏向一側。嚴重晚期的患者，可見胸段脊柱側彎等症狀。

2.治療手法：用氣功推揉、捏拿、掌振、牽引、撥伸等手法。

3.操作要領：

①患者取坐位，醫者側坐，用一手在患側頸肌施用運氣推揉六～十二遍，後捏拿頸板筋與肩胛板筋，循手少陽經沿前臂點按揉合谷穴。

②醫者一手扶住患側肩部，另一手扶住患兒頭頂，使患兒頭部漸漸向健側肩部傾斜，逐漸拉長患側頸肌，反覆六～十二遍。然後撥伸、前屈、後仰頸部。手法需輕巧靈活，最後以掌側運氣振推頸項部（又稱頻牽式手法）。

③堅持每日或隔日治療一次，十二次為一療程。休息一周，再行第二療程治療。

4.注意事項：

①本病靠服藥無效。

②氣功點穴配合適當頸部功能鍛鍊，能收到滿意效果。

附錄——黃孝寬已發表的論文著作

題目：何時在何刊物發表或出版

一、臨床學術論文部分：

1. 氣功點穴治療青少年近視眼療效觀察
一九八六年參加全軍康復理療學術會報告。

2. 氣功能量點穴止痛療效觀察
一九八九年十一月第一屆北京國際傳統康復醫學學術會報告。

3. 氣功點穴止痛療效觀察
一九八八年三期《中華氣功雜誌》發表。

4. 氣功點穴導引治療婦科疾病七二例療效觀察
一九九一年三期《中華氣功雜誌》發表。

5. 外氣功點穴治療青少年近視眼六一例療效觀察
一九九一年全軍第一屆醫學氣功學術會報告、獲論文獎。

6. 氣功點穴治療神經衰弱三十例臨床總結

一九九二年一期在《河南按摩》雜誌上發表。

7.氣功外氣治療神經衰弱六十例臨床療效觀察

一九九三年四期在《中華氣功》雜誌上發表。

8.外氣手法治療腰腿療效觀察

一九九三年九月北京第二屆世界醫學氣功學術會報告。

二、綜述科普論文部分：

1.氣功外氣效應的測試研究

一九八四年在全軍首屆針灸、針痲、氣功學術會報告。

2 國內外氣功進展

一九八四年在全軍首屆針灸、針痲、氣功學術會報告。

3.美國氣功鬆弛療法

一九八五年在《氣功與科學》雜誌上發表。

4.健身治病氣功八段錦

一九八五年在《健康之友》雜誌上發表。

5.減肥健美功

一九八七年五期《大衆健康》雜誌上發表。

6.關於中老年練功與保健問題

一九八七年十二月在《中華氣功》雜誌上發表。

7.發外氣功功理功法訓練

一九八九年二期在《中華氣功》雜誌上發表。

8.如何發功治病

一九八九年四期在《中華氣功》雜誌上發表。

9.醫用少林點穴健身功功法

一九九一年四期《中華氣功》雜誌上發表。

10.天元養生氣功

一九九三年一期在《中華氣功》雜誌上發表。

11.中華天元養生氣功

一九九三年一九期《世界氣功》雜誌上發表。

12.中華天功及臨床應用

一九九三年二〇期《世界氣功》雜誌上發表。

三、傳統醫學康復專著部分：

1.中華氣功臨床應用（二十萬字）

一九八五內部出版　中華氣功進修學院教材主編。

2.中華氣功學（一〇〇萬字）

一九八八年十二月北京體院出版社、出版、編委。

3.中華氣功點穴療法精粹一書（二十萬字）

一九八七年五月在北京體院出版社出版、主編。

4.氣功與強身治病一書（二十萬字）

一九八八年十月在北京體院出版社出版、主編。

5.氣功與防治癌症一書（二十萬字）

一九八八年十一月在北京體院出版社出版、主編。

6.醫療養生氣功一書（二五萬字）

一九九三年六月在中國國際廣播出版社出版、主編。

7.醫療養生氣功一書（中文繁體字版）

一九九四年八月在台灣大展出版社有限公司出版、主編。

8.醫療防癌氣功一書（中文繁體字版）

一九九五年十一月在台灣大展出版社有限公司出版、主編。

9.醫療強身氣功一書（中文繁體字版）

一九九五年十一月在台灣大展出版社有限公司出版、主編。

10.醫療點穴氣功一書（中文繁體字版）

一九九六年二月在台灣大展出版社有限公司出版、主編。

大展出版社有限公司	圖書目錄
地址：台北市北投區11204 致遠一路二段12巷1號 郵撥： 0166955～1	電話：(02) 8236031 8236033 傳真：(02) 8272069

・法律專欄連載・電腦編號 58

台大法學院 法律學系／策劃
法律服務社／編著

①別讓您的權利睡著了[1]	200元
②別讓您的權利睡著了[2]	200元

・秘傳占卜系列・電腦編號 14

①手相術	淺野八郎著	150元
②人相術	淺野八郎著	150元
③西洋占星術	淺野八郎著	150元
④中國神奇占卜	淺野八郎著	150元
⑤夢判斷	淺野八郎著	150元
⑥前世、來世占卜	淺野八郎著	150元
⑦法國式血型學	淺野八郎著	150元
⑧靈感、符咒學	淺野八郎著	150元
⑨紙牌占卜學	淺野八郎著	150元
⑩ＥＳＰ超能力占卜	淺野八郎著	150元
⑪猶太數的秘術	淺野八郎著	150元
⑫新心理測驗	淺野八郎著	160元

・趣味心理講座・電腦編號 15

①性格測驗１	探索男與女	淺野八郎著	140元
②性格測驗２	透視人心奧秘	淺野八郎著	140元
③性格測驗３	發現陌生的自己	淺野八郎著	140元
④性格測驗４	發現你的真面目	淺野八郎著	140元
⑤性格測驗５	讓你們吃驚	淺野八郎著	140元
⑥性格測驗６	洞穿心理盲點	淺野八郎著	140元
⑦性格測驗７	探索對方心理	淺野八郎著	140元
⑧性格測驗８	由吃認識自己	淺野八郎著	140元
⑨性格測驗９	戀愛知多少	淺野八郎著	140元

⑩性格測驗10	由裝扮瞭解人心	淺野八郎著	140元
⑪性格測驗11	敲開內心玄機	淺野八郎著	140元
⑫性格測驗12	透視你的未來	淺野八郎著	140元
⑬血型與你的一生		淺野八郎著	140元
⑭趣味推理遊戲		淺野八郎著	160元
⑮行爲語言解析		淺野八郎著	160元

・婦 幼 天 地・電腦編號 16

①八萬人減肥成果	黃靜香譯	150元
②三分鐘減肥體操	楊鴻儒譯	150元
③窈窕淑女美髮秘訣	柯素娥譯	130元
④使妳更迷人	成　玉譯	130元
⑤女性的更年期	官舒妍編譯	160元
⑥胎內育兒法	李玉瓊編譯	150元
⑦早產兒袋鼠式護理	唐岱蘭譯	200元
⑧初次懷孕與生產	婦幼天地編譯組	180元
⑨初次育兒12個月	婦幼天地編譯組	180元
⑩斷乳食與幼兒食	婦幼天地編譯組	180元
⑪培養幼兒能力與性向	婦幼天地編譯組	180元
⑫培養幼兒創造力的玩具與遊戲	婦幼天地編譯組	180元
⑬幼兒的症狀與疾病	婦幼天地編譯組	180元
⑭腿部苗條健美法	婦幼天地編譯組	150元
⑮女性腰痛別忽視	婦幼天地編譯組	150元
⑯舒展身心體操術	李玉瓊編譯	130元
⑰三分鐘臉部體操	趙薇妮著	160元
⑱生動的笑容表情術	趙薇妮著	160元
⑲心曠神怡減肥法	川津祐介著	130元
⑳內衣使妳更美麗	陳玄茹譯	130元
㉑瑜伽美姿美容	黃靜香編著	150元
㉒高雅女性裝扮學	陳珮玲譯	180元
㉓蠶糞肌膚美顏法	坂梨秀子著	160元
㉔認識妳的身體	李玉瓊譯	160元
㉕產後恢復苗條體態	居理安・芙萊喬著	200元
㉖正確護髮美容法	山崎伊久江著	180元
㉗安琪拉美姿養生學	安琪拉蘭斯博瑞著	180元

・青 春 天 地・電腦編號 17

①A血型與星座	柯素娥編譯	120元
②B血型與星座	柯素娥編譯	120元

③O血型與星座	柯素娥編譯	120元
④AB血型與星座	柯素娥編譯	120元
⑤青春期性教室	呂貴嵐編譯	130元
⑥事半功倍讀書法	王毅希編譯	150元
⑦難解數學破題	宋釗宜編譯	130元
⑧速算解題技巧	宋釗宜編譯	130元
⑨小論文寫作秘訣	林顯茂編譯	120元
⑪中學生野外遊戲	熊谷康編著	120元
⑫恐怖極短篇	柯素娥編譯	130元
⑬恐怖夜話	小毛驢編譯	130元
⑭恐怖幽默短篇	小毛驢編譯	120元
⑮黑色幽默短篇	小毛驢編譯	120元
⑯靈異怪談	小毛驢編譯	130元
⑰錯覺遊戲	小毛驢編譯	130元
⑱整人遊戲	小毛驢編著	150元
⑲有趣的超常識	柯素娥編譯	130元
⑳哦！原來如此	林慶旺編譯	130元
㉑趣味競賽100種	劉名揚編譯	120元
㉒數學謎題入門	宋釗宜編譯	150元
㉓數學謎題解析	宋釗宜編譯	150元
㉔透視男女心理	林慶旺編譯	120元
㉕少女情懷的自白	李桂蘭編譯	120元
㉖由兄弟姊妹看命運	李玉瓊編譯	130元
㉗趣味的科學魔術	林慶旺編譯	150元
㉘趣味的心理實驗室	李燕玲編譯	150元
㉙愛與性心理測驗	小毛驢編譯	130元
㉚刑案推理解謎	小毛驢編譯	130元
㉛偵探常識推理	小毛驢編譯	130元
㉜偵探常識解謎	小毛驢編譯	130元
㉝偵探推理遊戲	小毛驢編譯	130元
㉞趣味的超魔術	廖玉山編著	150元
㉟趣味的珍奇發明	柯素娥編著	150元
㊱登山用具與技巧	陳瑞菊編著	150元

•健康天地• 電腦編號18

①壓力的預防與治療	柯素娥編譯	130元
②超科學氣的魔力	柯素娥編譯	130元
③尿療法治病的神奇	中尾良一著	130元
④鐵證如山的尿療法奇蹟	廖玉山譯	120元
⑤一日斷食健康法	葉慈容編譯	120元

⑥胃部強健法	陳炳崑譯	120元
⑦癌症早期檢查法	廖松濤譯	160元
⑧老人痴呆症防止法	柯素娥編譯	130元
⑨松葉汁健康飲料	陳麗芬編譯	130元
⑩揉肚臍健康法	永井秋夫著	150元
⑪過勞死、猝死的預防	卓秀貞編譯	130元
⑫高血壓治療與飲食	藤山順豐著	150元
⑬老人看護指南	柯素娥編譯	150元
⑭美容外科淺談	楊啟宏著	150元
⑮美容外科新境界	楊啟宏著	150元
⑯鹽是天然的醫生	西英司郎著	140元
⑰年輕十歲不是夢	梁瑞麟譯	200元
⑱茶料理治百病	桑野和民著	180元
⑲綠茶治病寶典	桑野和民著	150元
⑳杜仲茶養顏減肥法	西田博著	150元
㉑蜂膠驚人療效	瀨長良三郎著	150元
㉒蜂膠治百病	瀨長良三郎著	150元
㉓醫藥與生活	鄭炳全著	180元
㉔鈣長生寶典	落合敏著	180元
㉕大蒜長生寶典	木下繁太郎著	160元
㉖居家自我健康檢查	石川恭三著	160元
㉗永恒的健康人生	李秀鈴譯	200元
㉘大豆卵磷脂長生寶典	劉雪卿譯	150元
㉙芳香療法	梁艾琳譯	160元
㉚醋長生寶典	柯素娥譯	180元
㉛從星座透視健康	席拉・吉蒂斯著	180元
㉜愉悅自在保健學	野本二士夫著	160元
㉝裸睡健康法	丸山淳士等著	160元
㉞糖尿病預防與治療	藤田順豐著	180元
㉟維他命長生寶典	菅原明子著	180元
㊱維他命C新效果	鐘文訓編	150元
㊲手、腳病理按摩	堤芳郎著	160元
㊳AIDS瞭解與預防	彼得塔歇爾著	180元
㊴甲殼質殼聚糖健康法	沈永嘉譯	160元

・實用女性學講座・電腦編號 19

①解讀女性內心世界	島田一男著	150元
②塑造成熟的女性	島田一男著	150元
③女性整體裝扮學	黃靜香編著	180元
④女性應對禮儀	黃靜香編著	180元

・校 園 系 列・電腦編號 20

①讀書集中術	多湖輝著	150元
②應考的訣竅	多湖輝著	150元
③輕鬆讀書贏得聯考	多湖輝著	150元
④讀書記憶秘訣	多湖輝著	150元
⑤視力恢復！超速讀術	江錦雲譯	180元

・實用心理學講座・電腦編號 21

①拆穿欺騙伎倆	多湖輝著	140元
②創造好構想	多湖輝著	140元
③面對面心理術	多湖輝著	160元
④偽裝心理術	多湖輝著	140元
⑤透視人性弱點	多湖輝著	140元
⑥自我表現術	多湖輝著	150元
⑦不可思議的人性心理	多湖輝著	150元
⑧催眠術入門	多湖輝著	150元
⑨責罵部屬的藝術	多湖輝著	150元
⑩精神力	多湖輝著	150元
⑪厚黑說服術	多湖輝著	150元
⑫集中力	多湖輝著	150元
⑬構想力	多湖輝著	150元
⑭深層心理術	多湖輝著	160元
⑮深層語言術	多湖輝著	160元
⑯深層說服術	多湖輝著	180元
⑰掌握潛在心理	多湖輝著	160元

・超現實心理講座・電腦編號 22

①超意識覺醒法	詹蔚芬編譯	130元
②護摩秘法與人生	劉名揚編譯	130元
③秘法！超級仙術入門	陸　明譯	150元
④給地球人的訊息	柯素娥編著	150元
⑤密教的神通力	劉名揚編著	130元
⑥神秘奇妙的世界	平川陽一著	180元
⑦地球文明的超革命	吳秋嬌譯	200元
⑧力量石的秘密	吳秋嬌譯	180元
⑨超能力的靈異世界	馬小莉譯	200元

•養 生 保 健• 電腦編號 23

①醫療養生氣功	黃孝寬著	250元
②中國氣功圖譜	余功保著	230元
③少林醫療氣功精粹	井玉蘭著	250元
④龍形實用氣功	吳大才等著	220元
⑤魚戲增視強身氣功	宮　嬰著	220元
⑥嚴新氣功	前新培金著	250元
⑦道家玄牝氣功	張　章著	200元
⑧仙家秘傳袪病功	李遠國著	160元
⑨少林十大健身功	秦慶豐著	180元
⑩中國自控氣功	張明武著	250元
⑪醫療防癌氣功	黃孝寬著	250元
⑫醫療強身氣功	黃孝寬著	250元
⑬醫療點穴氣功	黃孝寬著	220元
⑭中國八卦如意功	趙維漢著	

•社會人智囊• 電腦編號 24

①糾紛談判術	清水增三著	160元
②創造關鍵術	淺野八郎著	150元
③觀人術	淺野八郎著	180元
④應急詭辯術	廖英迪編著	160元
⑤天才家學習術	木原武一著	160元
⑥猫型狗式鑑人術	淺野八郎著	180元
⑦逆轉運掌握術	淺野八郎著	180元
⑧人際圓融術	澀谷昌三著	160元

•精 選 系 列• 電腦編號 25

①毛澤東與鄧小平	渡邊利夫等著	280元
②中國大崩裂	江戶介雄著	180元
③台灣・亞洲奇蹟	上村幸治著	220元
④7-ELEVEN高盈收策略	國友隆一著	180元

•運 動 遊 戲• 電腦編號 26

①雙人運動	李玉瓊譯	160元
②愉快的跳繩運動	廖玉山譯	180元
③運動會項目精選	王佑京譯	150元

④肋木運動	廖玉山譯	150元
⑤測力運動	王佑宗譯	150元

・心 靈 雅 集・電腦編號 00

①禪言佛語看人生	松濤弘道著	180元
②禪密教的奧秘	葉逯謙譯	120元
③觀音大法力	田口日勝著	120元
④觀音法力的大功德	田口日勝著	120元
⑤達摩禪106智慧	劉華亭編譯	150元
⑥有趣的佛教研究	葉逯謙編譯	120元
⑦夢的開運法	蕭京凌譯	130元
⑧禪學智慧	柯素娥編譯	130元
⑨女性佛教入門	許俐萍譯	110元
⑩佛像小百科	心靈雅集編譯組	130元
⑪佛教小百科趣談	心靈雅集編譯組	120元
⑫佛教小百科漫談	心靈雅集編譯組	150元
⑬佛教知識小百科	心靈雅集編譯組	150元
⑭佛學名言智慧	松濤弘道著	220元
⑮釋迦名言智慧	松濤弘道著	220元
⑯活人禪	平田精耕著	120元
⑰坐禪入門	柯素娥編譯	120元
⑱現代禪悟	柯素娥編譯	130元
⑲道元禪師語錄	心靈雅集編譯組	130元
⑳佛學經典指南	心靈雅集編譯組	130元
㉑何謂「生」　阿含經	心靈雅集編譯組	150元
㉒一切皆空　般若心經	心靈雅集編譯組	150元
㉓超越迷惘　法句經	心靈雅集編譯組	130元
㉔開拓宇宙觀　華嚴經	心靈雅集編譯組	130元
㉕真實之道　法華經	心靈雅集編譯組	130元
㉖自由自在　涅槃經	心靈雅集編譯組	130元
㉗沈默的教示　維摩經	心靈雅集編譯組	150元
㉘開通心眼　佛語佛戒	心靈雅集編譯組	130元
㉙揭秘寶庫　密教經典	心靈雅集編譯組	130元
㉚坐禪與養生	廖松濤譯	110元
㉛釋尊十戒	柯素娥編譯	120元
㉜佛法與神通	劉欣如編著	120元
㉝悟（正法眼藏的世界）	柯素娥編譯	120元
㉞只管打坐	劉欣如編譯	120元
㉟喬答摩・佛陀傳	劉欣如編著	120元
㊱唐玄奘留學記	劉欣如編譯	120元

㊲佛教的人生觀	劉欣如編譯	110元
㊳無門關（上卷）	心靈雅集編譯組	150元
㊴無門關（下卷）	心靈雅集編譯組	150元
㊵業的思想	劉欣如編著	130元
㊶佛法難學嗎	劉欣如著	140元
㊷佛法實用嗎	劉欣如著	140元
㊸佛法殊勝嗎	劉欣如著	140元
㊹因果報應法則	李常傳編	140元
㊺佛教醫學的奧秘	劉欣如編著	150元
㊻紅塵絕唱	海　若著	130元
㊼佛教生活風情	洪丕謨、姜玉珍著	220元
㊽行住坐臥有佛法	劉欣如著	160元
㊾起心動念是佛法	劉欣如著	160元
㊿四字禪語	曹洞宗青年會	200元
51妙法蓮華經	劉欣如編著	160元

•經 營 管 理• 電腦編號 01

◎創新經營六十六大計（精）	蔡弘文編	780元
①如何獲取生意情報	蘇燕謀譯	110元
②經濟常識問答	蘇燕謀譯	130元
③股票致富68秘訣	簡文祥譯	200元
④台灣商戰風雲錄	陳中雄著	120元
⑤推銷大王秘錄	原一平著	180元
⑥新創意•賺大錢	王家成譯	90元
⑦工廠管理新手法	琪　輝著	120元
⑧奇蹟推銷術	蘇燕謀譯	100元
⑨經營參謀	柯順隆譯	120元
⑩美國實業24小時	柯順隆譯	80元
⑪撼動人心的推銷法	原一平著	150元
⑫高竿經營法	蔡弘文編	120元
⑬如何掌握顧客	柯順隆譯	150元
⑭一等一賺錢策略	蔡弘文編	120元
⑯成功經營妙方	鐘文訓著	120元
⑰一流的管理	蔡弘文編	150元
⑱外國人看中韓經濟	劉華亭譯	150元
⑲企業不良幹部群相	琪輝編著	120元
⑳突破商場人際學	林振輝編著	90元
㉑無中生有術	琪輝編著	140元
㉒如何使女人打開錢包	林振輝編著	100元
㉓操縱上司術	邑井操著	90元

㉔小公司經營策略	王嘉誠著	160元
㉕成功的會議技巧	鐘文訓編譯	100元
㉖新時代老闆學	黃柏松編著	100元
㉗如何創造商場智囊團	林振輝編譯	150元
㉘十分鐘推銷術	林振輝編譯	180元
㉙五分鐘育才	黃柏松編譯	100元
㉚成功商場戰術	陸明編譯	100元
㉛商場談話技巧	劉華亭編譯	120元
㉜企業帝王學	鐘文訓譯	90元
㉝自我經濟學	廖松濤編譯	100元
㉞一流的經營	陶田生編著	120元
㉟女性職員管理術	王昭國編譯	120元
㊱ＩＢＭ的人事管理	鐘文訓編譯	150元
㊲現代電腦常識	王昭國編譯	150元
㊳電腦管理的危機	鐘文訓編譯	120元
㊴如何發揮廣告效果	王昭國編譯	150元
㊵最新管理技巧	王昭國編譯	150元
㊶一流推銷術	廖松濤編譯	150元
㊷包裝與促銷技巧	王昭國編譯	130元
㊸企業王國指揮塔	松下幸之助著	120元
㊹企業精銳兵團	松下幸之助著	120元
㊺企業人事管理	松下幸之助著	100元
㊻華僑經商致富術	廖松濤編譯	130元
㊼豐田式銷售技巧	廖松濤編譯	180元
㊽如何掌握銷售技巧	王昭國編著	130元
㊿洞燭機先的經營	鐘文訓編譯	150元
㊾新世紀的服務業	鐘文訓編譯	100元
53成功的領導者	廖松濤編譯	120元
54女推銷員成功術	李玉瓊編譯	130元
55ＩＢＭ人才培育術	鐘文訓編譯	100元
56企業人自我突破法	黃琪輝編著	150元
58財富開發術	蔡弘文編著	130元
59成功的店舖設計	鐘文訓編著	150元
61企管回春法	蔡弘文編著	130元
62小企業經營指南	鐘文訓編譯	100元
63商場致勝名言	鐘文訓編譯	150元
64迎接商業新時代	廖松濤編譯	100元
66新手股票投資入門	何朝乾　編	180元
67上揚股與下跌股	何朝乾編譯	180元
68股票速成學	何朝乾編譯	180元
69理財與股票投資策略	黃俊豪編著	180元

⑦⓪黃金投資策略　黃俊豪編著　180元
⑦①厚黑管理學　廖松濤編譯　180元
⑦②股市致勝格言　呂梅莎編譯　180元
⑦③透視西武集團　林谷燁編譯　150元
⑦⑥巡迴行銷術　陳蒼杰譯　150元
⑦⑦推銷的魔術　王嘉誠譯　120元
⑦⑧60秒指導部屬　周蓮芬編譯　150元
⑦⑨精銳女推銷員特訓　李玉瓊編譯　130元
⑧⓪企劃、提案、報告圖表的技巧　鄭汶譯　180元
⑧①海外不動產投資　許達守編譯　150元
⑧②八百伴的世界策略　李玉瓊譯　150元
⑧③服務業品質管理　吳宜芬譯　180元
⑧④零庫存銷售　黃東謙編譯　150元
⑧⑤三分鐘推銷管理　劉名揚編譯　150元
⑧⑥推銷大王奮鬥史　原一平著　150元
⑧⑦豐田汽車的生產管理　林谷燁編譯　150元

・成功寶庫・電腦編號 02

①上班族交際術　江森滋著　100元
②拍馬屁訣竅　廖玉山編譯　110元
④聽話的藝術　歐陽輝編譯　110元
⑨求職轉業成功術　陳義編著　110元
⑩上班族禮儀　廖玉山編著　120元
⑪接近心理學　李玉瓊編著　100元
⑫創造自信的新人生　廖松濤編著　120元
⑭上班族如何出人頭地　廖松濤編著　100元
⑮神奇瞬間瞑想法　廖松濤編譯　100元
⑯人生成功之鑰　楊意苓編著　150元
⑲給企業人的諍言　鐘文訓編著　120元
⑳企業家自律訓練法　陳義編譯　100元
㉑上班族妖怪學　廖松濤編著　100元
㉒猶太人縱橫世界的奇蹟　孟佑政編著　110元
㉓訪問推銷術　黃靜香編著　130元
㉕你是上班族中強者　嚴思圖編著　100元
㉖向失敗挑戰　黃靜香編著　100元
㉙機智應對術　李玉瓊編著　130元
㉚成功頓悟100則　蕭京凌編譯　130元
㉛掌握好運100則　蕭京凌編譯　110元
㉜知性幽默　李玉瓊編譯　130元
㉝熟記對方絕招　黃靜香編譯　100元

㉞男性成功秘訣	陳蒼杰編譯	130元
㊱業務員成功秘方	李玉瓊編著	120元
㊲察言觀色的技巧	劉華亭編著	130元
㊳一流領導力	施義彥編譯	120元
㊴一流說服力	李玉瓊編著	130元
㊵30秒鐘推銷術	廖松濤編譯	150元
㊶猶太成功商法	周蓮芬編譯	120元
㊷尖端時代行銷策略	陳蒼杰編著	100元
㊸顧客管理學	廖松濤編著	100元
㊹如何使對方說Yes	程　羲編著	150元
㊺如何提高工作效率	劉華亭編著	150元
㊼上班族口才學	楊鴻儒譯	120元
㊽上班族新鮮人須知	程　羲編著	120元
㊾如何左右逢源	程　羲編著	130元
㊿語言的心理戰	多湖輝著	130元
51扣人心弦演說術	劉名揚編著	120元
53如何增進記憶力、集中力	廖松濤譯	130元
55性惡企業管理學	陳蒼杰譯	130元
56自我啟發200招	楊鴻儒編著	150元
57做個傑出女職員	劉名揚編著	130元
58靈活的集團營運術	楊鴻儒編著	120元
60個案研究活用法	楊鴻儒編著	130元
61企業教育訓練遊戲	楊鴻儒編著	120元
62管理者的智慧	程　義編譯	130元
63做個佼佼管理者	馬筱莉編譯	130元
64智慧型說話技巧	沈永嘉編譯	130元
66活用佛學於經營	松濤弘道著	150元
67活用禪學於企業	柯素娥編譯	130元
68詭辯的智慧	沈永嘉編譯	150元
69幽默詭辯術	廖玉山編譯	150元
70拿破崙智慧箴言	柯素娥編譯	130元
71自我培育・超越	蕭京凌編譯	150元
74時間即一切	沈永嘉編譯	130元
75自我脫胎換骨	柯素娥譯	150元
76贏在起跑點—人才培育鐵則	楊鴻儒編譯	150元
77做一枚活棋	李玉瓊編譯	130元
78面試成功戰略	柯素娥編譯	130元
79自我介紹與社交禮儀	柯素娥編譯	150元
80說NO的技巧	廖玉山編譯	130元
81瞬間攻破心防法	廖玉山編譯	120元
82改變一生的名言	李玉瓊編譯	130元

㊸性格性向創前程	楊鴻儒編譯	130元
㊹訪問行銷新竅門	廖玉山編譯	150元
㊺無所不達的推銷話術	李玉瓊編譯	150元

・處 世 智 慧・電腦編號 03

①如何改變你自己	陸明編譯	120元
②人性心理陷阱	多湖輝著	90元
④幽默說話術	林振輝編譯	120元
⑤讀書36計	黃柏松編譯	120元
⑥靈感成功術	譚繼山編譯	80元
⑧扭轉一生的五分鐘	黃柏松編譯	100元
⑨知人、知面、知其心	林振輝譯	110元
⑩現代人的詭計	林振輝譯	100元
⑫如何利用你的時間	蘇遠謀譯	80元
⑬口才必勝術	黃柏松編譯	120元
⑭女性的智慧	譚繼山編譯	90元
⑮如何突破孤獨	張文志編譯	80元
⑯人生的體驗	陸明編譯	80元
⑰微笑社交術	張芳明譯	90元
⑱幽默吹牛術	金子登著	90元
⑲攻心說服術	多湖輝著	100元
⑳當機立斷	陸明編譯	70元
㉑勝利者的戰略	宋恩臨編譯	80元
㉒如何交朋友	安紀芳編著	70元
㉓鬥智奇謀（諸葛孔明兵法）	陳炳崑著	70元
㉔慧心良言	亦　奇著	80元
㉕名家慧語	蔡逸鴻主編	90元
㉗稱霸者啟示金言	黃柏松編譯	90元
㉘如何發揮你的潛能	陸明編譯	90元
㉙女人身態語言學	李常傳譯	130元
㉚摸透女人心	張文志譯	90元
㉛現代戀愛秘訣	王家成譯	70元
㉜給女人的悄悄話	妮倩編譯	90元
㉞如何開拓快樂人生	陸明編譯	90元
㉟驚人時間活用法	鐘文訓譯	80元
㊱成功的捷徑	鐘文訓譯	70元
㊲幽默逗笑術	林振輝著	120元
㊳活用血型讀書法	陳炳崑譯	80元
㊴心　燈	葉于模著	100元
㊵當心受騙	林顯茂譯	90元

㊶心・體・命運	蘇燕謀譯	70元
㊷如何使頭腦更敏銳	陸明編譯	70元
㊸宮本武藏五輪書金言錄	宮本武藏著	100元
㊺勇者的智慧	黃柏松編譯	80元
㊼成熟的愛	林振輝譯	120元
㊽現代女性駕馭術	蔡德華著	90元
㊾禁忌遊戲	酒井潔著	90元
52摸透男人心	劉華亭編譯	80元
53如何達成願望	謝世輝著	90元
54創造奇蹟的「想念法」	謝世輝著	90元
55創造成功奇蹟	謝世輝著	90元
56男女幽默趣典	劉華亭譯	90元
57幻想與成功	廖松濤譯	80元
58反派角色的啟示	廖松濤編譯	70元
59現代女性須知	劉華亭編著	75元
61機智說話術	劉華亭編譯	100元
62如何突破內向	姜倩怡編譯	110元
64讀心術入門	王家成編譯	100元
65如何解除內心壓力	林美羽編著	110元
66取信於人的技巧	多湖輝著	110元
67如何培養堅強的自我	林美羽編著	90元
68自我能力的開拓	卓一凡編著	110元
70縱橫交涉術	嚴思圖編著	90元
71如何培養妳的魅力	劉文珊編著	90元
72魅力的力量	姜倩怡編著	90元
73金錢心理學	多湖輝著	100元
74語言的圈套	多湖輝著	110元
75個性膽怯者的成功術	廖松濤編譯	100元
76人性的光輝	文可式編著	90元
78驚人的速讀術	鐘文訓編譯	90元
79培養靈敏頭腦秘訣	廖玉山編著	90元
80夜晚心理術	鄭秀美編譯	80元
81如何做個成熟的女性	李玉瓊編著	80元
82現代女性成功術	劉文珊編著	90元
83成功說話技巧	梁惠珠編譯	100元
84人生的真諦	鐘文訓編譯	100元
85妳是人見人愛的女孩	廖松濤編著	120元
87指尖・頭腦體操	蕭京凌編譯	90元
88電話應對禮儀	蕭京凌編著	120元
89自我表現的威力	廖松濤編譯	100元
90名人名語啟示錄	喬家楓編著	100元

⑨①男與女的哲思	程鐘梅編譯	110元
⑨②靈思慧語	牧　風著	110元
⑨③心靈夜語	牧　風著	100元
⑨④激盪腦力訓練	廖松濤編譯	100元
⑨⑤三分鐘頭腦活性法	廖玉山編譯	110元
⑨⑥星期一的智慧	廖玉山編譯	100元
⑨⑦溝通說服術	賴文琇編譯	100元
⑨⑧超速讀超記憶法	廖松濤編譯	140元

・健康與美容・電腦編號04

①B型肝炎預防與治療	曾慧琪譯	130元
③媚酒傳（中國王朝秘酒）	陸明主編	120元
④藥酒與健康果菜汁	成玉主編	150元
⑤中國回春健康術	蔡一藩著	100元
⑥奇蹟的斷食療法	蘇燕謀譯	110元
⑧健美食物法	陳炳崑譯	120元
⑨驚異的漢方療法	唐龍編著	90元
⑩不老強精食	唐龍編著	100元
⑪經脈美容法	月乃桂子著	90元
⑫五分鐘跳繩健身法	蘇明達譯	100元
⑬睡眠健康法	王家成譯	80元
⑭你就是名醫	張芳明譯	90元
⑮如何保護你的眼睛	蘇燕謀譯	70元
⑯自我指壓術	今井義睛著	120元
⑰室內身體鍛鍊法	陳炳崑譯	100元
⑲釋迦長壽健康法	譚繼山譯	90元
⑳腳部按摩健康法	譚繼山譯	120元
㉑自律健康法	蘇明達譯	90元
㉓身心保健座右銘	張仁福著	160元
㉔腦中風家庭看護與運動治療	林振輝譯	100元
㉕秘傳醫學人相術	成玉主編	120元
㉖導引術入門(1)治療慢性病	成玉主編	110元
㉗導引術入門(2)健康・美容	成玉主編	110元
㉘導引術入門(3)身心健康法	成玉主編	110元
㉙妙用靈藥・蘆薈	李常傳譯	150元
㉚萬病回春百科	吳通華著	150元
㉛初次懷孕的10個月	成玉編譯	130元
㉜中國秘傳氣功治百病	陳炳崑編譯	130元
㉞仙人成仙術	陸明編譯	100元
㉟仙人長生不老學	陸明編譯	100元

㊱釋迦秘傳米粒刺激法	鐘文訓譯	120元
㊲痔・治療與預防	陸明編譯	130元
㊳自我防身絕技	陳炳崑編譯	120元
㊴運動不足時疲勞消除法	廖松濤譯	110元
㊵三溫暖健康法	鐘文訓編譯	90元
㊸維他命與健康	鐘文訓譯	150元
㊺森林浴—綠的健康法	劉華亭編譯	80元
㊼導引術入門(4)酒浴健康法	成玉主編	90元
㊽導引術入門(5)不老回春法	成玉主編	90元
㊾山白竹（劍竹）健康法	鐘文訓譯	90元
㊿解救你的心臟	鐘文訓編譯	100元
51牙齒保健法	廖玉山譯	90元
52超人氣功法	陸明編譯	110元
53超能力秘密開發法	廖松濤譯	80元
54借力的奇蹟(1)	力拔山著	100元
55借力的奇蹟(2)	力拔山著	100元
56五分鐘小睡健康法	呂添發撰	120元
57禿髮、白髮預防與治療	陳炳崑撰	120元
58吃出健康藥膳	劉大器著	100元
59艾草健康法	張汝明編譯	90元
60一分鐘健康診斷	蕭京凌編譯	90元
61念術入門	黃靜香編譯	90元
62念術健康法	黃靜香編譯	90元
63健身回春法	梁惠珠編譯	100元
64姿勢養生法	黃秀娟編譯	90元
65仙人瞑想法	鐘文訓譯	120元
66人蔘的神效	林慶旺譯	100元
67奇穴治百病	吳通華著	120元
68中國傳統健康法	靳海東著	100元
69下半身減肥法	納他夏・史達賓著	110元
70使妳的肌膚更亮麗	楊　皓編譯	100元
71酵素健康法	楊　皓編譯	120元
73腰痛預防與治療	五味雅吉著	100元
74如何預防心臟病・腦中風	譚定長等著	100元
75少女的生理秘密	蕭京凌譯	120元
76頭部按摩與針灸	楊鴻儒譯	100元
77雙極療術入門	林聖道著	100元
78氣功自療法	梁景蓮著	120元
79大蒜健康法	李玉瓊編譯	100元
80紅蘿蔔汁斷食療法	李玉瓊譯	120元
81健胸美容秘訣	黃靜香譯	120元

㉜鍺奇蹟療效	林宏儒譯	120元
㉝三分鐘健身運動	廖玉山譯	120元
㉞尿療法的奇蹟	廖玉山譯	120元
㉟神奇的聚積療法	廖玉山譯	120元
㊱預防運動傷害伸展體操	楊鴻儒編譯	120元
㊳五日就能改變你	柯素娥譯	110元
㊴三分鐘氣功健康法	陳美華譯	120元
㊵痛風劇痛消除法	余昇凌譯	120元
㊶道家氣功術	早島正雄著	130元
㊷氣功減肥術	早島正雄著	120元
㊸超能力氣功法	柯素娥譯	130元
㊹氣的瞑想法	早島正雄著	120元

・家庭／生活・電腦編號 05

①單身女郎生活經驗談	廖玉山編著	100元
②血型・人際關係	黃靜編著	120元
③血型・妻子	黃靜編著	110元
④血型・丈夫	廖玉山編譯	130元
⑤血型・升學考試	沈永嘉編譯	120元
⑥血型・臉型・愛情	鐘文訓編譯	120元
⑦現代社交須知	廖松濤編譯	100元
⑧簡易家庭按摩	鐘文訓編譯	150元
⑨圖解家庭看護	廖玉山編譯	120元
⑩生男育女隨心所欲	岡正基編著	160元
⑪家庭急救治療法	鐘文訓編著	100元
⑫新孕婦體操	林曉鐘譯	120元
⑬從食物改變個性	廖玉山編譯	100元
⑭藥草的自然療法	東城百合子著	200元
⑮糙米菜食與健康料理	東城百合子著	180元
⑯現代人的婚姻危機	黃　靜編著	90元
⑰親子遊戲　0歲	林慶旺編譯	100元
⑱親子遊戲　1～2歲	林慶旺編譯	110元
⑲親子遊戲　3歲	林慶旺編譯	100元
⑳女性醫學新知	林曉鐘編譯	130元
㉑媽媽與嬰兒	張汝明編譯	180元
㉒生活智慧百科	黃　靜編譯	100元
㉓手相・健康・你	林曉鐘編譯	120元
㉔菜食與健康	張汝明編譯	110元
㉕家庭素食料理	陳東達著	140元
㉖性能力活用秘法	米開・尼里著	150元

國立中央圖書館出版品預行編目資料

醫療點穴氣功／黃孝寬編著；──初版
──臺北市──大展；民85
面　公分──（養生保健；13）
ISBN 957-557-574-1（平裝）

1.氣功　2.治療法

418.926　85000474

行政院新聞局局版臺陸字第100566號核准
本書由黃孝寬先生授權中文繁體字版

ISBN 957-557-574-1

醫療點穴氣功

編著者／黃　孝　寬
發行人／蔡　森　明
出版者／大展出版社有限公司
社　址／台北市北投區（石牌）
致遠一路二段12巷1號
電　話／(02) 8236031・8236033
傳　眞／(02) 8272069
郵政劃撥／0166955－1
登記證／局版臺業字第2171號

承印者／高星企業有限公司
裝　訂／日新裝訂所
排版者／千賓電腦打字有限公司
電　話／（02）8836052
初　版／1996年（民85年）2月
定　價／250元

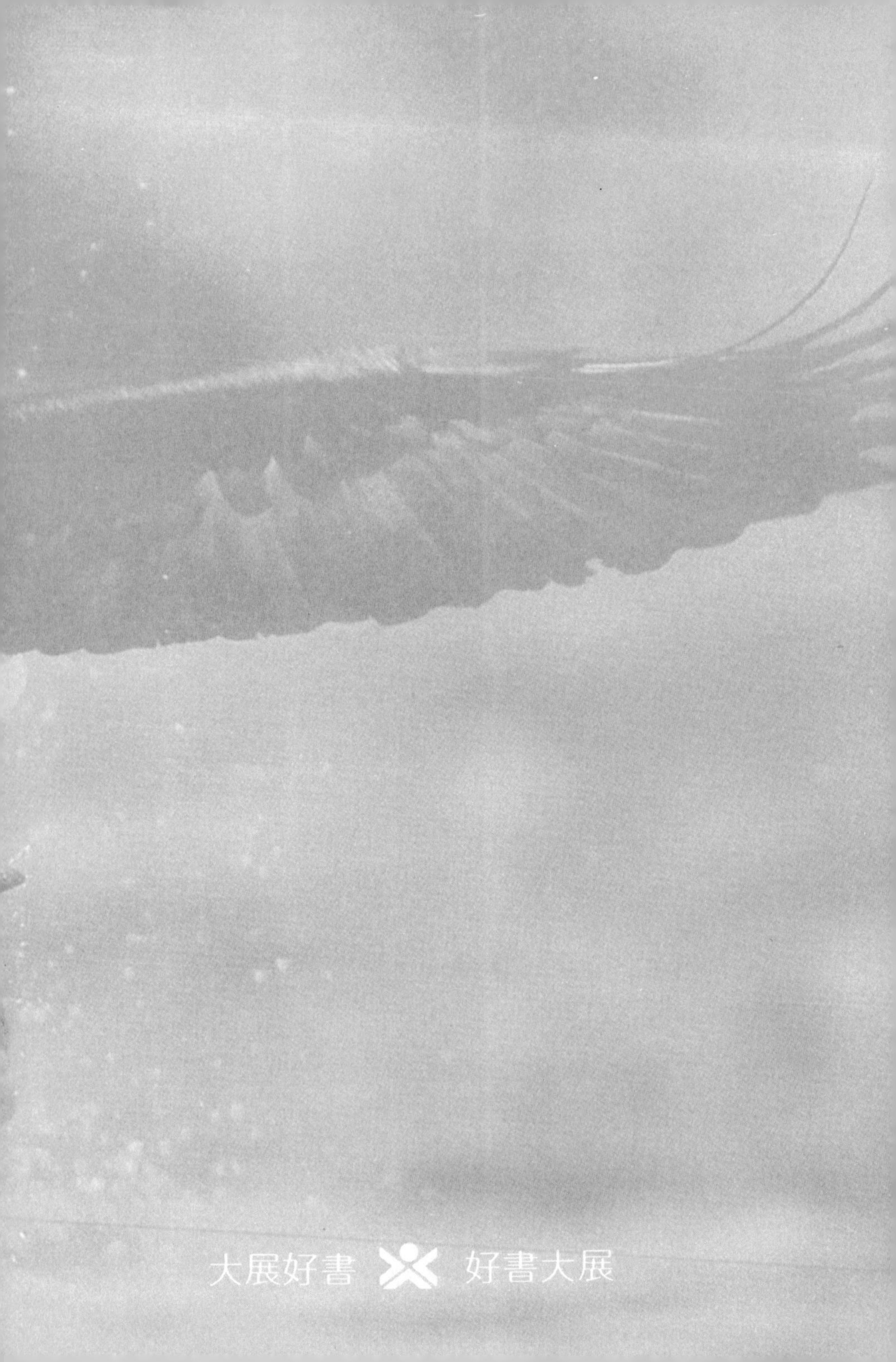
大展好書 好書大展

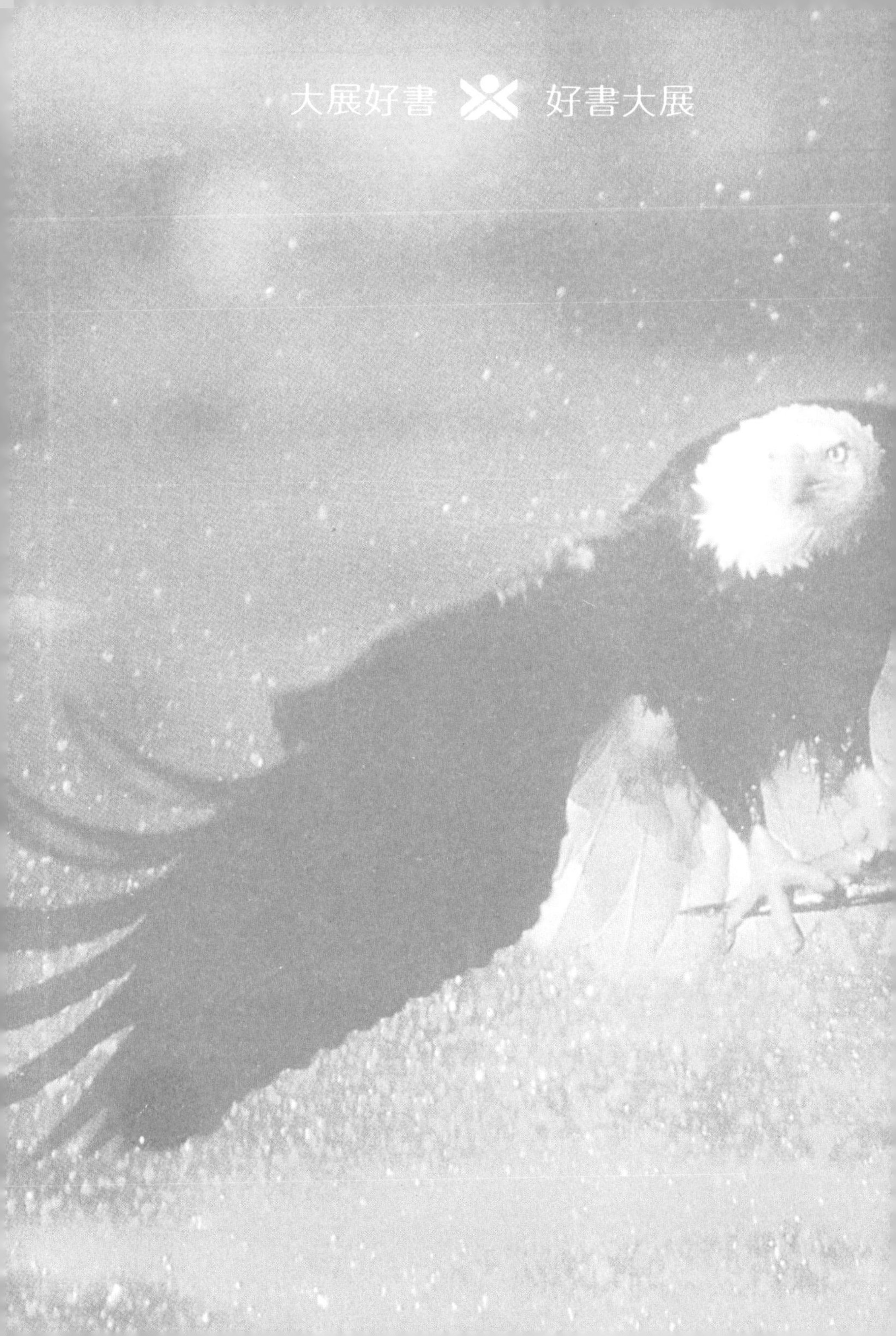
大展好書　好書大展